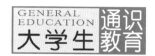

"健康中国2030"素质教育系列教材

Nutrition and Healthy

营养与健康

张爱珍　主　编

丁悦敏　韦俊芳　副主编

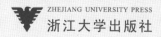

ZHEJIANG UNIVERSITY PRESS
浙江大学出版社

本书编写人员

主　编　　张爱珍

副主编　　丁悦敏　韦俊芳

编　者　　（以姓氏笔画为序）

丁悦敏　王雅艳　韦俊芳　叶辰阳

许　哲　孙仲鑫　李晓林　杨　帆

吴定亭　张若培　张爱珍　陆灵超

陈　晨　陈蔚菠　金　凯　周宇瀚

赵　倩　胡　成　徐琼莹　傅晔柳

插　图　　郑凯军

视频拍摄　丁悦敏　王　芳　李晓林　张爱珍

　　　　　徐琼莹　傅晔柳

张爱珍教授简介

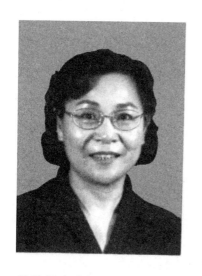

张爱珍,女,浙江大学教授,浙江大学医学院附属第四医院主任医师。具有近50年的内科临床经验,主要从事内分泌代谢和医学营养学专业的医疗、教学与科研工作,主攻糖尿病、肥胖症及代谢综合征等的临床研究及其营养学研究。曾先后任浙江医科大学附属第二医院内科副主任,浙江医科大学教务处处长、医学营养系系主任,浙江大学医学营养学与食品卫生研究所所长,浙江大学城市学院医学与生命科学学院院长。曾先后担任的社会职务有中华医学会内分泌分会委员、中国营养学会老年营养专业委员会委员、浙江省医学会内分泌分会主任委员、浙江省营养学会副理事长、妇幼营养专业委员会主任委员等职。近20年来主编《医学营养学》《临床营养学》《临床营养护理》《临床医学》《家庭烹饪营养》、"糖尿病综合管理丛书"(含医师实用手册、护师实用手册、营养师实用手册、患者实用手册)、"老年常见疾病的社区和家庭护理与康复丛书"(包括高血压、糖尿病、肥胖症、营养失衡性疾病、骨质疏松症、慢性支气管炎、更年期综合征、痛风、消化性溃疡、老年性痴呆、冠心病、肿瘤共12册)等20多种图书。曾先后担任《中国糖尿病杂志》《中国全科医学》《浙江医学》《浙江心脑血管防治》等学术期刊编委。

前　言

随着中国经济的快速发展,人们追求生活、追求时尚、追求健康、追求长寿的愿望也日益增强。然而,一日三餐的饭菜怎么做、肚子饿了怎么吃、口干了怎么喝、人胖了怎么办、人瘦了怎么养,这些与膳食营养相关的道理许多人懂得不全或懂得甚少,甚至不懂。本书针对老百姓的一日三餐,立足居民营养相关问题,共设计八部分内容,分别是健康平衡的膳食与营养素、合理科学的膳食配餐与烹调、安全卫生的食品保藏与鉴别、不同人群的膳食营养与保健、常见营养素缺乏症防治、运动营养与健康、居民营养与食品安全素养自我评估、居民健康教育案例与启示。广大读者通过本书的学习、思考与实践,逐步树立正确的膳食观,高度重视食品的安全性,而不至于把膳食营养简单看作不同颜色食物的组合,将食品安全简单认为是否为有机、是否含防腐剂和添加剂等。本书旨在帮助广大读者提高对食品营养的认知度、提升对食品安全的知晓率,让居民拥有健康身体,享受生活品质,获得幸福长寿。本书是我从1998年开始主编20多种医学和营养学教材及医学科普读物以来第一次在书中附有二维码,让广大读者通过手机扫码后可直接看到我和我的团队的教学视频,相信读者一定会喜欢且得到帮助。本书由浙江大学医学院附属第四医院和浙江大学城市学院医学院教授、教师、临床医师与营养师共同编写。由于编写时间仓促,本书存在的不足之处,请读者谅解并予以指正。

张爱珍

2018 年 9 月

目　录

一、健康平衡的膳食与营养素

二、合理科学的膳食配餐与烹调

三、安全卫生的食品保藏与鉴别

六、运动营养与健康

七、居民营养与食品安全素养自我评估

八、居民健康教育案例与启示

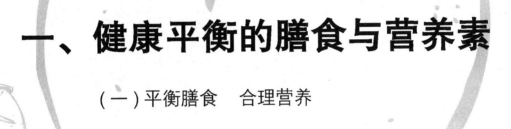

一、健康平衡的膳食与营养素

（一）平衡膳食　合理营养

（二）膳食的营养素

膳食人人皆知,而健康膳食则知者不多。随着中国经济的快速发展,老百姓的收入增加,在讲究吃喝、追求享受的同时,由于对营养素的获取存在盲目性,对食物含有的营养成分不十分了解,目前存在营养过度和营养缺乏两种不良倾向,导致慢性非传染性疾病多发,严重影响了中国居民的身体素质与健康。

(一)平衡膳食 合理营养

平衡膳食、合理营养是人体健康的基础,是预防疾病、减少疾病的根本。每个人都应该懂得营养学的基础知识,了解六大营养素是人类生存的必要条件,三大产能营养素的摄入比例合理是维持健康的要素,熟悉中国居民膳食指南的内容,知晓中国居民平衡膳食宝塔的每一层食物及其数量,使自己拥有一个健康的体质,为社会多做工作,为家庭赢得平安与幸福。

1.营养学基础知识

为了生存,我们人类每天都需要食物。食物能够提供人类生命活动所需的营养素。营养素具有维持人体正常生长、发育、生殖和健康的作用。人体所需要的营养素有碳水化合物、脂类、蛋白质、维生素、矿物质和水六大类,约有 40 多种。

(1)碳水化合物

碳水化合物也称为糖类。它来自谷物、薯类、蔬菜、水果、豆类、乳类、糖及淀粉等。人类膳食中 60% 以上的能量是由碳水化合物提供的。我国居民尤其是体力劳动者,谷类和薯类食物约占每日三餐供能的 60% 以上。

1.营养学知识

膳食中的碳水化合物有很多种,其中我们比较熟悉的有葡萄糖、果糖、蔗糖、麦芽糖、乳糖、低聚麦芽糖、淀粉和膳食纤维等。膳食纤维具有保水性,能使粪便软化,刺激肠道蠕动;能吸附有毒物质,减少有毒物质的形成,防止便秘与预防肠癌;能改善肠道菌群,对人体十分有益。

人体从食物中获取碳水化合物是最主要、最方便且最经济的。每天吃三餐饭是获取能量的主要形式。1克碳水化合物在人体内氧化可产生4千卡的能量。

碳水化合物是维持脑细胞功能的重要保证,能增强记忆和思维能力,参与构成人体内细胞膜、结缔组织、神经组织、遗传物质及其代谢。人体的血液与组织液均含有碳水化合物。人体保证碳水化合物的足够供给,还可以保持肝脏的正常解毒能力,避免肝脏受损。

● 提示:含碳水化合物丰富的食物不宜过多和盲目地吃、不间断地吃,以避免增加体重;相反也不能过分减少吃饭或采取饥饿甚至拒食的方式,否则容易出现营养不良和厌食症。

(2)脂类

脂类是难溶解于水但可溶解于有机溶剂的一类物质。我们比较熟悉的脂类有脂肪、脂蛋白、磷脂和胆固醇。脂肪因结构不同分为饱和脂肪酸和不饱和脂肪酸两类。不饱和脂肪酸中 ω-3 脂肪酸与 ω-6 脂肪酸是人体生长发育所必需的。由于人体内不能合成该类不饱和脂肪酸,每天必须从食物中得到。其在鱼类中含量丰富,故要养成吃鱼的习惯,保证每周吃两次鱼。检测脂蛋白中的低密度脂蛋白、高密度脂蛋白这两项指标是为了了解体内脂蛋白的水平是否正常。脂类参与人体组织的构成,还能够起到调节体温,保护脏器、组织和关节等作用。磷脂和胆固醇还参与细胞膜的组成。

脂肪是构成人体的重要成分之一,占正常成人体重的 14%～20%。1 克脂肪在体内氧化产生 9 千卡的能量,若想保持正常体重和体形,首先要合理选择脂肪类食物。

● **提示**:人体摄入的过多脂肪类食物将会以脂肪形式贮存于体内和皮下。长此以往,人的体重会增加,肚子会增大,腰围会增粗,容易得肥胖症、高血压、糖尿病,还可导致脂代谢异常等。当人体处于饥饿状态时,贮存于体内的脂肪经过一系列代谢可作为能源来提供能量。

(3)蛋白质

蛋白质是生命活动的必需营养素。蛋白质由 20 多种氨基酸组成,其中有 8 种氨基酸在人体内不能合成,必须从食物中获取,称为必需氨基酸。这 8 种必需氨基酸为异亮氨酸、亮氨酸、蛋氨酸、苯丙氨酸、苏氨酸、赖氨酸、色氨酸和缬氨酸。

人体中的蛋白质处于不断合成与分解中。如果每日蛋白质的合成与分解处于平衡状态,称氮平衡;如果每日摄入足够的蛋白质使体内蛋白质合成大于分解,称正氮平衡;相反,如果每日摄入很少的蛋白质,致体内蛋白质合成小于分解,称负氮平衡。部分老年人、患病者会处于负氮平衡状态。

食物蛋白质的必需氨基酸含量和比值越符合或接近人体的需要模式,蛋白质越容易被人体吸收与利用。人们通常把该类蛋白质叫优质蛋白质,也叫完全蛋白质。1 克蛋白质在人体内氧化可产生 4 千卡的能量。

● **提示**:蛋白质是人体维持生命与保持健康必须摄入的营养素,不同年龄、不同工种、不同生理状态的人们及患不同疾病时,人体对蛋白质的需求量是完全不相同的。每天一定要科学地摄入富含蛋白质的多种食物,绝对不能以吃蛋白粉代替食物的蛋白质。

(4)维生素

维生素是维持人体正常代谢功能所必需的营养素。人体对维生素的需要量虽然很少,但因体内不能合成或合成的量极有限,所以必须从食物中摄取。若长期维生素摄入不足,将会出现维生素缺乏症或某些疾病。维生素按其溶解性分为脂溶性维生素与水溶性维生素两类。各种维生素都有一定的重要功能。

1)脂溶性维生素:脂溶性维生素溶于脂肪或脂溶剂,不溶于水。脂溶性维生素有维生素 A、维生素 D、维生素 E 和维生素 K。通常它们在食物中常与脂类共同存在而且排泄率不太高。当一个人过量摄入脂溶性维生素时,很容易发生体内蓄积而中毒。如维生素 E 在老年人中应用广泛,一定要严格按规定口服剂量,绝对不能多服。

维生素 A 主要存在于海水鱼、淡水鱼和动物肝脏中。β-胡萝卜素在人体内可转化为维生素 A,主要存在于黄色、绿色、红色的蔬菜和水果等植物中,如胡萝卜、南瓜、甜椒、芒果、柑橘等。人体所需的维生素 D 可从日光照射中获取,一个人适当晒太阳可以预防维生素 D 的缺乏。维生素 D 也可以从食物中摄取,富含维生素 D 的食物有蛋黄、小虾、沙丁鱼、鲮鱼、鲑鱼及动物肝脏等。

维生素 E 是具有 α-生育酚生物活性的物质,当女性出现流产症状时,要选用维生素 E 保胎。富含维生素 E 的食物有植物油、麦胚、坚果类、大豆类等。

维生素 K 是人体内多种凝血因子合成所必需的,主要储存在肝脏中,具有促进凝血作用,又称凝血维生素。

2)水溶性维生素:水溶性维生素有维生素 B 族和维生素 C,具体有维生素 B_1、维生素 B_2、维生素 B_6、维生素 B_{12}、叶酸、泛酸等。水溶性维生素溶于水且很容易从尿中排出,所以不容易中毒。

维生素 B_1 广泛存在于各种天然食物中,谷类是主要的来源,还有动物内脏,如猪心、猪肝、猪肾、瘦肉、豆类和坚果等。维生素 B_2 耐酸碱不容易氧化,各类食物切割后放入水中浸泡都会导致维生素 B_2 流失。它在食物中与蛋白质形成复合物,在胃肠道中被吸收。维生素 B_6 溶解于水和乙醇,广泛存在于食物中,尤以动物的肌肉和肝脏含量为高。人体对维生素 B_6 的需要量随着蛋白质摄入量增加而增加。维生素 B_{12} 是唯一含有金属元素的维生素。人体内维生素 B_{12} 与胃的内因子结合,在碱性肠液与胰蛋白酶的作用下才能被人体吸收。

维生素 C 最容易受破坏,见到光、受到热、遇到碱或与铁、铜共存时均会加速破坏。维生素 C 在新鲜的水果、干果、蔬菜中含量最为丰富。这些食物经烹饪或水浸泡后,维生素 C 的含量均会有不同程度的降低。

叶酸广泛存在于食物中,肠道内还可合成叶酸,故人体一般不会缺乏叶酸。只是妇女怀孕前三个月要加强叶酸的摄入,以保护胎儿的正常发育。烟酸广泛存在于动植物食物中,如畜肉、猪肝、猪肾、鱼及花生中含量较丰富。烟酸在谷类中的含量会直接受其加工方式的影响,加工越精细,烟酸丢失得就越多。泛酸又名维生素 B_5,它参与人体碳水化合物、脂肪、蛋白质的代谢。人体内一般不缺乏泛酸,但其摄入量低时,可能会使代谢的速度减慢而引起某些症状。生物素又称维生素 H。它在人体的碳水化合物代谢中起重要作用,溶于热水,耐酸碱,在常温下很稳定,但在高温下易丧失生理活性。

● **提示**:维生素是人体内不可缺少的营养素。婴幼儿、儿童、青少年对各种维生素都有一定的需要量。成年人、中年人和老年人对各种维生素的需要量也不相同,但要坚持每天以食物补充各种维生素为主,树立良好的饮食行为和习惯。

（5）矿物质

矿物质约占人体重量的 5%。根据各种元素在体内占有的分量及人体对其的需要量，分为宏量元素和微量元素两种。宏量元素也称常量元素，在体内的含量大于 0.01%，每日需要量在克的水平，如钠、钾、钙、磷、镁、氯、硫。微量元素在体内含量小于 0.01%，需要量一般都在毫克或微克的水平，如铁、铜、碘、氟、锌、硒等。矿物质在人体中含量甚微，但都具有相应的重要功能，必须每天从食物中摄取。钙和磷是构成人体牙齿、骨骼的重要矿物质。

● 提示：矿物质对人体的生长发育、防止衰老有直接关系，要重视每天不断地从各类食物中获取多种矿物质。不同人群对矿物质的需要量各不相同，所以选用食物也要因人而异。

（6）水

水是六大营养素中最基本的营养素，是人体中含量最多的营养素。人体内的水分占体重的 60%～70%。如果身体缺水就会发生代谢紊乱，各种生理功能将受到很大的影响和损害。

水是人体每日必需的营养素。水能维护人体的生长发育，维持人体内细胞生命力，促进其他营养素的吸收、利用与平衡，还能维持人体的体温、排毒、排泄、关节活动与皮肤滋润等。人体缺水时就会出现不同程度的脱水症状甚至影响健康，长时间的脱水还会危及生命，导致死亡。

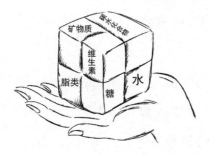

● 提示：水是重要的营养素，每天注重补充水十分重要。要注意水的质量，首先是用水的安全，不要喝生水或直接

喝自来水,要喝烧开的水。每天喝水的量应该在 1500~1700 毫升,夏天气温高,出汗多,在空调房间久坐间隔1~2小时至少要喝水一次。

(7)能量

能量是人类维持生命和活动的动力,就像汽车开动要加油一样。人们必须合理摄入充足的碳水化合物、脂类、蛋白质三大产能营养素,以利体内有效进行生物氧化,释放出能量满足人体的生理需求,包括生长发育、生活、工作、运动等。能量的单位通常用千卡(kcal)或千焦(kJ)表示。1 千卡=4.184 千焦,1 千焦=0.239 千卡。人体的能量主要用于维持基础代谢、满足食物特殊动力作用和体力活动三个方面的需要。每个人必须吃一日三餐的饭菜,以补充每天所需要的充足能量,达到每个人每天生命维持和工作活动的消耗。

2.中国居民膳食指南

2016 年 5 月,由中国营养学会编制的《中国居民膳食指南(2016)》发布了,这是我国继 1989 年首次发布《我国居民膳食指南》,并在 1997 年版和 2007 年版《中国居民膳食指南》基础上进行的又一次修订。

《中国居民膳食指南(2016)》主要由一般人群膳食指南、特定人群膳食指南和平衡膳食模式及实践三部分内容组成。《中国居民膳食指南(2016)》核心内容共六条,48 个字。

(1) 食物多样,谷类为主

食物多样是平衡膳食的基本原则,每日的食物包括谷薯类、蔬菜、水果、畜禽蛋奶、水产品、菌藻、大豆坚果、食用油等。多样指食物种类要多种多样,建议每日 15 种以上的食物不重样,每周 25 种以上不重样,最好每日食物种类

2.中国居民膳食指南介绍

达到 25 种以上,不包括烹调油和调味品。每日 15 种很容易做到,比如早餐鸡蛋、八宝稀饭、炒蔬菜,午餐一荤两素加米饭,晚餐在家一家人一起吃四五个菜,荤素多样混炒,如炒三丝、炒四丁,加上坚果与水果等点心 3～4 种,加起来可达 20 种。谷类为主,则做到餐餐有主食。主食中保证有一定量的全谷物、杂豆和薯类的摄入。全谷物如小米、糙米、燕麦、玉米、全麦粉,杂豆如红豆、绿豆、芸豆、黑豆、各类豆粉等,薯类如马铃薯、芋头、红薯、山药等,可与大米、小麦粉搭配食用。

（2）吃动平衡,健康体重

各年龄段人群在一日三餐状态下应该天天运动、保持能量平衡和健康体重。尽量保持每日至少半小时的运动时间,可选择快走、慢跑、打球、骑自行车、游泳等,尽量减少久坐的时间,每隔一小时起来动一动,做到少动少吃,多动多吃。努力使自己保持健康体重,可用体重指数（BMI）来判断,它的计算方法为体重（千克）除以身高（米）的平方。体重指数可以代表一个人体重是否正常,是否健康。BMI ≥ 28.0 千克/米^2,提示处于肥胖症状态;24.0 千克/米^2 ≤ BMI < 28.0 千克/米^2,处于超重状态;18.5 千克/米^2 ≤ BMI < 24.0 千克/米^2,为正常体重;BMI < 18.5 千克/米^2,则体重过轻,处于消瘦状态（成人体重分类来源:WS/T 428—2013 成人体重判定）。

（3）多吃蔬果、奶类、大豆

蔬菜水果富含维生素、矿物质和膳食纤维。每日吃足量的新鲜蔬菜水果,可以降低心血管疾病、肺癌和糖尿病等慢性病的发病风险。注意蔬菜水果营养价值各有特点,不能相互替换,果汁在压榨过程中会损失一定量的维生素和膳食纤维,不能代替新鲜水果。奶类富含钙和一定量的优质蛋白质。我国的居民膳食中钙普遍摄入不足,可以把 300 克的牛奶、奶酪、酸奶等奶制品作为每日必需食品,这是最经济、最便捷的补钙方式。大豆及其制品含有丰富的优质蛋白质、不饱和脂肪酸、维生素 E、钙、钾、大豆异黄酮等,应该每日吃。

(4)适量吃鱼、禽、蛋、瘦肉

鱼、禽、蛋、瘦肉是我们经常吃的动物性食物,富含优质蛋白质、脂类、脂溶性维生素、B族维生素和矿物质等。应该优先选择脂肪含量相对较低,且含有较多不饱和脂肪酸的水产品类,如鱼类和虾类。禽类脂肪含量相对也较低,次选。畜肉类饱和脂肪酸含量较高,应该选瘦肉,不选或少选肥肉。肉类的烹调以炖、煮、炒为主,尽量不用油炸、煎烤、熏制的方式。蛋类中的大部分维生素和矿物质集中在蛋黄内,并且其富含磷脂和胆碱,有利于脑部健康,尽量采取水煮的方式,吃完整的蛋而不要丢弃蛋黄。烟熏腌制肉制品在加工过程中易产生致癌物,应少吃或不吃。

(5)少盐少油,控糖限酒

我国部分居民每日盐的摄入量过高,长时间摄入过多的盐将会增加发生高血压、胃癌和脑卒中的风险,因此必须限制食用盐的摄入。同时,注意不要过多选用调味料,如酱油、味精、鸡精、豆瓣酱、辣椒酱等,少吃榨菜、咸肉、腊肠、咸菜、咸鱼等腌制食品。烹调油包括植物油和动物油,这是必需脂肪酸和维生素 E 的重要来源。尽量少选以饱和脂肪酸为主的动物油,适当选择以不饱和脂肪酸为主的植物油。尽量不吃油炸食物,尤其是街边小摊用反复使用的油炸成的食物。加工的零食,比如饼干、蛋糕、糕点、加工肉制品、薯片等,都可能含有一定量的饱和脂肪酸甚至是反式脂肪酸,吃过多将对人体造成危害。添加糖指的是天然食物以外的加工食品中所加入的糖,比如含糖饮料、糖果、糕点、饼干中,以及烹

011

调时加入的糖等,过多食用会增加龋齿的发病率,引起超重、肥胖症、糖尿病等多种慢性病。建议每日及时足量饮用温的白开水或茶水,不要等口渴后再喝水,养成良好的饮水习惯。饮酒是部分中国人的习惯,酒的主要成分是乙醇,只能提供能量和极少量的其他营养素。饮酒应限量,过量饮用可引起肝损伤,尤其是孕妇、乳母、儿童与少年应禁酒。

(6)杜绝浪费,兴新食尚

勤俭节约是中华民族的传统美德,我们应该尊重劳动,珍惜食物,杜绝浪费。鼓励大家传承优良的传统饮食文化。家庭做到按需选购食物,适量备餐,不浪费也不吃隔夜菜;在外集体用餐吃多少点多少,采取分餐制和简餐,用公筷、公勺。尽量减少在餐馆用餐,多在家里吃饭,享受家庭烹饪食物和家人共餐的乐趣。食物的制备应该做到生熟分开,熟食需再次加热且要热透。学会阅读食品标签,选择新鲜、卫生、营养的食物。

特定人群膳食指南是根据各人群的生理特点和营养需要而制定的。特定人群包括孕妇、乳母、婴幼儿、儿童青少年、老年人及素食人群,具体可参考《中国居民膳食指南(2016)》一书。

3.中国居民平衡膳食模式和图示

《中国居民膳食指南(2016)》内容适用于 2 岁以上的健康人群。平衡膳食模式是中国居民膳食指南的核心内容,可以指导我国居民如何选择食物的种类和数量,以满

3.平衡膳食模式和图示

足各类健康人群的营养与健康需要。为了更好地帮助居民理解中国居民膳食指南和平衡膳食的理念,做到合理应用,2016 版指南不仅对《中国居民平衡膳食宝塔》做了修改,还增加了中国居民平衡膳食餐盘和中国

儿童平衡膳食算盘，让人人懂营养，每日就餐能努力争取达到平衡膳食的要求。

（1）中国居民平衡膳食宝塔

中国居民平衡膳食宝塔是以较形象化的多层组合，生动直观地告诉居民每日应该吃哪些食物，各类食物合理的数量及适宜的身体消耗活动。因不同年龄、不同性别对食物的需要量是不同的，所以要科学地、人性化地进行膳食管理，详见图1-1。

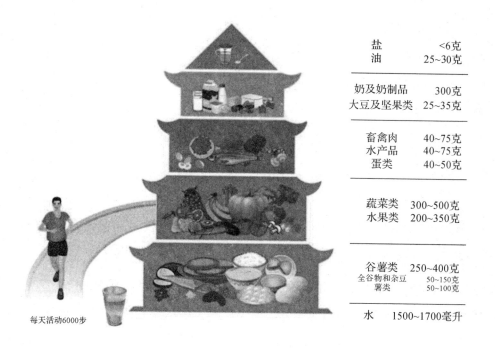

图 1-1 中国居民平衡膳食宝塔

中国居民平衡膳食宝塔共分五层，各层面积大小和位置不同，体现了5类食物的种类和数量的多少。食物数量范围根据不同能量需要而设计，具体数量对应了每日能量需要量为1600～2400千卡的人一段时间内每日各类食物摄入量的平均范围。

第一层谷类、薯类和杂豆。这些食物是碳水化合物的主要来源，每日摄入 250～400 克，其中全谷物和杂豆类 50～150 克，薯类 50～100 克。每日的主食应该以保留了完整谷粒的全谷物为主。

第二层蔬菜水果。推荐每日蔬菜摄入量在 300～500 克，水果 200～350 克。每种蔬菜水果所含的营养素略有不同，建议健康人每日可吃 2～3 种水果，4～5 种的蔬菜，注意选择不同颜色不同种类的，其中深绿色、深黄色、紫色、红色等有色的深色蔬菜应占总蔬菜摄入量的 1/2 以上。深色蔬菜的维生素、矿物质和膳食纤维含量较高。

第三层是鱼、禽、肉、蛋等动物性食物，推荐每日总摄入量为 120～200 克。畜禽肉以瘦肉为主，摄入量为 40～75 克，不吃或少吃加工类的肉制品。鱼、虾、蟹、贝类等水产品，推荐每日摄入 40～75 克，品种可互换。蛋类包括鸡蛋、鸭蛋、鹅蛋、鹌鹑蛋、鸽蛋等，每日 50 克左右，相当于 1 个鸡蛋或 4 个鹌鹑蛋。

第四层奶类及奶制品、大豆类和坚果。每日应吃相当于 300 克鲜奶的奶类及奶制品和相当于干大豆 20～25 克的大豆及豆制品。奶类包括牛奶、羊奶、马奶等。奶制品指奶粉、酸奶、奶酪等。乳糖不耐受的人群饮纯奶后会感觉肚子不舒服、腹胀、腹泻，这类人群可以喝酸奶、低乳糖奶或吃奶酪。每日要吃大豆，包括黄豆、黑豆、青豆，豆制品包括豆浆、豆腐、豆腐干、千张等。坚果类包括花生、葵花子、核桃、杏仁、榛子等，因坚果能量密度高，不可以一次吃过量，建议每周 70 克左右（每日 10 克左右）。10 克重量的坚果仁如 2～3 个核桃、15 粒花生米、手心大小的一把松子仁。

第五层烹调油和盐，建议每日尽量少用。每日烹调油不超过 25～30 克。植物油包括花生油、大豆油、橄榄油、菜籽油、芝麻油等。动物油有猪油、牛油、黄油,尽量不选用。不同油品所含的脂肪酸比例和数量不同,建议经常更换种类。食盐每日摄入量不超过 6 克,包括酱油、味精等调味品中盐的量。老年人建议每日食盐摄入量控制在 5 克以内。

另外,除膳食摄入水分外,成人每日至少饮水 1500～1700 毫升(约 7～8 杯),可选择白开水、茶水、花茶水等,少喝果汁,不喝含糖饮料。

成人每日坚持相当于快走 6000 步以上的身体活动,每周进行 150 分钟中等强度的运动,如慢跑、骑车、打乒乓球、打太极拳等。每个人根据自己的兴趣爱好和身体状况选择适合自己的并能长期坚持的体育活动。

(2)中国居民平衡膳食餐盘

中国居民平衡膳食餐盘依据平衡膳食原则,更加简明直观地描绘了一个人一餐中膳食的食物组成和对应的大致比例,详见图 1-2。

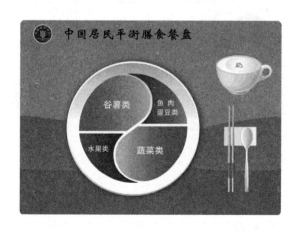

图 1-2　中国居民平衡膳食餐盘(2016)

餐盘分 4 部分,分别是谷薯类,富含优质蛋白质的鱼类、肉类、蛋类、大豆类,蔬菜类和水果类。餐盘旁的一杯奶提示每日饮奶的重要性。简单地说,蔬菜类和谷薯类面积最大,表示一顿饭中此两类食物的摄入最多,水果次之,动物性食物和大豆最少,一杯 300 克的牛奶不可缺少。

(3)中国儿童平衡膳食算盘

中国儿童平衡膳食算盘是面向儿童制定的食物分量图,详见图1-3。膳食算盘,可以教育儿童认识正确的膳食模式,了解平时应该多吃什么,少吃什么。图中一个携带水壶跑步的儿童是为了提示儿童每日多喝白开水,户外活动1小时。

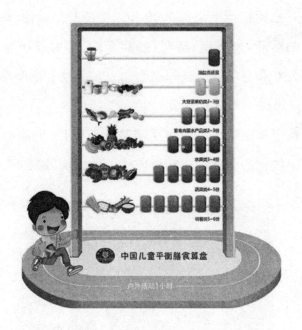

图1-3 中国儿童平衡膳食算盘

合理营养是健康的重要基础,平衡膳食是营养合理的根本途径。根据《中国居民膳食指南(2016)》的6条建议,并参照《中国居民平衡膳食宝塔》的内容来安排每日膳食和身体活动,对每个人的身体十分有好处,这样做可以预防慢性病,促进健康与长寿。

每个人学习《中国居民膳食指南》的内容并能做到正确理解和应用,完全能提高健康素质,减少慢性疾病的发生,减轻社会与家庭的医疗负担,提升生命质量和生活质量。

（二）膳食的营养素

食物的营养是十分丰富的，每种食物都含有不同的营养素，没有一种食物含有人体所需要的全部营养素，包括蛋白质、脂类、碳水化合物、矿物质、维生素和水。食物营养价值的高低，主要取决于食物中所含的营养素种类是否齐全、数量的多少、相互之间的比例，以及是否容易被消化吸收。每个人都应了解各种食物的营养素。

3.谷薯类、杂豆类营养素

1.谷类的营养素

谷类是我国居民的传统食物，也是我国居民膳食的主要来源，它在我们的日常饮食中，占据极其重要的地位。谷类食物主要包括小麦、大米、小米、玉米、高粱等，是人体能量的主要来源。要全面了解谷类究竟有哪些营养成分，可参见表1-1。

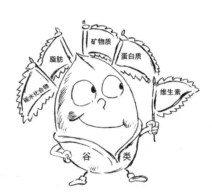

017

表1-1　常见谷类的营养素（每100克含量）

品　种	蛋白质（克）	脂肪（克）	碳水化合物（克）	水分（克）	能量（千卡）
小麦面粉（标准粉）	15.7	2.5	70.9	9.9	354
挂面（富强粉）	13.0	1.5	74.7	10.2	361
龙须面	10.8	1.8	75.7	10.4	356
面条（富强粉，切面）	8.9	0.4	60.7	29.0	272

（续表）

品　　种	蛋白质（克）	脂肪（克）	碳水化合物（克）	水分（克）	能量（千卡）
馒头（富强粉）	7.1	1.3	50.9	40.3	226
粳米（极品精米）	6.4	1.2	78.1	13.9	337
米粉	0.4	0.8	85.8	12.7	346
香米	8.4	0.7	77.2	13.5	335
玉米粒（黄，干）	8.0	0.8	79.2	11.8	298
玉米面（黄）	8.5	1.5	78.4	11.2	339
黑大麦	10.2	2.2	74.3	10.9	297
小米（黄）	8.9	3.0	77.7	9.7	355

（1）蛋白质

谷类的蛋白质含量一般在7.5%～15%，主要为谷蛋白、清蛋白、醇溶蛋白和球蛋白。谷类蛋白质所含的必需氨基酸并不平衡，多数缺乏赖氨酸、苏氨酸，因此谷类中蛋白质的营养价值并不算很高，往往需要与其他食物互补进食，来达到氨基酸的平衡。比如大米中缺乏赖氨酸，而大豆的赖氨酸含量比较丰富，所以可以两者一起进食，达到营养平衡的目的。

（2）碳水化合物

谷类中的碳水化合物主要为淀粉，占70%以上，此外还含有戊聚糖、葡萄糖和果糖等。谷类是我国居民最主要的，同时也是最理想、最经济的能量来源。所以，民间传有"人是铁，饭是钢，一顿不吃饿得慌"的说法。

（3）脂肪

脂肪在谷类中的含量比较低，一般都在 2％ 以下，但是小米和玉米中的含量可达 4％。谷类的脂肪中主要是不饱和脂肪酸，占 80％ 以上，有油酸、亚油酸、棕榈酸等，具有降低胆固醇，防止动脉粥样硬化的功能。

（4）矿物质

谷类中矿物质含量占到 1.5％～3.0％，主要矿物质为钙和磷。由于谷类中含有较高的植酸成分，容易与钙形成络合物而不容易被吸收，故谷类中钙的吸收率较低。此外，谷类中还含有锌、钾、镁、氯等元素，但谷类中铁的含量较低。

（5）维生素

谷类中含有丰富的 B 族维生素，如维生素 B_1、维生素 B_2、维生素 B_6 和泛酸等。但是谷类加工越精细，丢失的维生素就越多，故常食精米的人，容易缺乏 B 族维生素而得脚气病。

2.薯类的营养素

薯类包括马铃薯、红薯、木薯、芋头、山药等，是我国较为常见的传统膳食。它具有高糖分和高水分的特点，有谷类和蔬菜类的共同特点。它除了含有丰富的淀粉外，还含有大量的纤维素、半纤维素，对胃肠道有着非常积极的作用。但是，薯类的蛋白质、脂肪和无机盐的含量却相对较低。下面介绍几种常见的薯类。

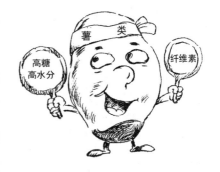

（1）马铃薯

马铃薯的水分含量较高，可达到 63.2%～86.9%，另外淀粉含量占 8%～29%，蛋白质仅有 0.75%～4.60%。马铃薯还含有丰富的铁、磷、维生素 C、B 族维生素和胡萝卜素。虽然马铃薯的蛋白质含量较低，但是人体对它的消化吸收率较高，因此马铃薯具有较高的营养价值。由于马铃薯的营养比较丰富，含有高能量的同时又具有高水分，同时无机盐和水溶性维生素的含量又比较丰富，所以马铃薯已是主食之一，搭配全脂牛奶是提供较好的平衡膳食营养的途径之一。

（2）红薯

红薯又称为地瓜，是我国居民普遍食用的一种薯类，其特点与马铃薯相似。红薯中水分含量为 60%～80%，淀粉含量为 10%～30%，糖的含量约 5%，蛋白质的含量约 1%，常常被人们作为主食或副食。此外，红薯还含有丰富的 β-胡萝卜素和维生素 C，以及少量的 B 族维生素和无机盐。由于含有丰富的黏多糖和胶原蛋白，红薯对人体的消化系统、呼吸系统及泌尿系统中各个器官黏膜均具有保护作用。此外，红薯对人体的心血管系统具有积极的作用，还具有很好的防癌作用，被列为防癌食品之首。

（3）芋头

芋头又名芋艿、毛芋，是一种理想的天然食品。由于芋头中含有甘露聚糖，不易被人体消化吸收，且极易膨胀，故少食即有饱腹感，是较为理想的减肥食品。此外，芋头对心血管病及糖尿病患者均具有较好的食疗作用。

3.蔬果类的营养素

蔬菜水果种类繁多,是最为常见的食品之一。蔬菜水果含有大量的水分、丰富的无机盐及维生素等,具有较高的营养价值,深受人们的喜爱。其果胶、纤维素等成分还具有通便、美容的效果。部分常见蔬果的主要营养素见表1-2。

5.蔬果类营养素

（1）碳水化合物

蔬菜水果中的碳水化合物主要为淀粉、纤维素、果胶质、葡萄糖及蔗糖等,含糖量以及种类与蔬菜水果的品种有关。葡萄糖和蔗糖含量较多的常见蔬菜有胡萝卜、番茄、南瓜、红薯等;藕类以及芋类、薯类含有较多的淀粉。水果的含糖种类也与其品种有关,比如苹果、梨以果糖为主;桃、李、柑橘则以蔗糖为主;葡萄、草莓含有丰富的葡萄糖和果糖等。

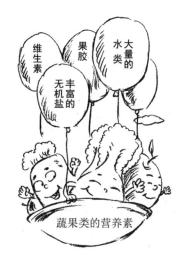

蔬果类的营养素

表1-2　常见蔬果的营养素（每100克含量）

品　　种	水分（克）	能量（千卡）	蛋白质（克）	脂肪（克）	碳水化合物（克）	维生素C（毫克）
蔬　菜　类						
胡萝卜	90.0	25	1.0	0.2	8.1	9.0
白萝卜（圆）	94.8	13	0.7	0.2	3.6	16.0
四季豆	91.2	15	2.0	0.2	6.0	3.0
扁豆	89.5	23	2.3	0.2	7.4	2.0

（续表）

品　种	水分（克）	能量（千卡）	蛋白质（克）	脂肪（克）	碳水化合物（克）	维生素 C（毫克）
茄子	93.4	13	1.1	0.1	4.8	5.0
辣椒(青尖)	93.4	17	0.8	0.3	5.2	59.0
冬瓜	96.9	8	0.3	0.2	2.4	16.0
大白菜(白口)	95.6	13	1.0	0.1	2.9	8.0
青菜	94.8	10	1.4	0.3	2.4	64.0
水　果　类						
冬枣	69.5	105	1.8	0.2	27.8	243
蜜桃	87.9	45	0.6	0.1	11.0	6.0
芒果(大头)	86.1	50	0.5	0.1	12.9	14.0
小西瓜(地雷瓜)	92.1	29	0.8	0.1	6.7	2.0
香蕉(红皮,海南)	77.1	82	1.1	0.2	20.8	4.9

蔬果中还含有丰富的纤维素、半纤维素、木质素及果胶,是人类纤维素的主要食物来源,具有促进胃肠道蠕动、利于通便、减少胆固醇的吸收等作用。

(2)维生素

蔬菜水果含有丰富的维生素 C、胡萝卜素、维生素 B_2 及叶酸等,是人体维生素的重要来源。蔬果中的维生素含量也各不相同。通常深绿色蔬菜的维生素 C 含量较浅色蔬菜为高;叶菜的维生素 C 含量较瓜菜高。胡萝卜素在橙色、黄色及红色的蔬菜中含量较高,如胡萝卜、南瓜、苋菜等。在食用水果中,鲜枣、草莓、橘子、猕猴桃中的维生素 C 含量较为丰富;芒果、柑橘、杏等水果中胡萝卜素含量较多。

(3)矿物质

矿物质在蔬果中的含量十分丰富,如钙、磷、铁、钾、钠、镁、锰等,是人体无机盐的重要来源。芹菜、芥菜中含有较为丰富的铁和钙,而且易于吸收。菠菜、洋葱等也含有较多的钙,但由于这些蔬菜中还含有一些有机酸,容易与钙结合,从而影响钙的吸收。水果中的铁和钙含量不如蔬菜中含量那么丰富,但水果尤其是香蕉中含有丰富的钾。

(4)水分

蔬菜和水果是所有食品中含水量最高的。一般的蔬菜含水量达到 $60\%\sim95\%$;水果的含水量一般达到 $70\%\sim90\%$,西瓜的含水量可以高达 95%,它们是人体良好的水分补充剂。含水量的多少也决定了蔬果的新鲜程度,含水量越多,蔬果越新鲜。反之,蔬果不仅失去了鲜嫩的口味,其营养价值也会随之降低。

此外,有机酸在水果中的作用也十分重要。人们所说的水果的酸甜,就是有机酸和糖共同作用的结果。它不仅能刺激人体消化腺分泌,还能增进食欲,有利于食物的消化。但是蔬果中还含有少量对人体不利的有机酸,如草酸、水杨酸等,都会影响钙、铁的吸收。不同年龄、不同生理状况的人群应食用的水果、蔬菜也不一样。

4.豆类的营养素

豆类分为大豆类及其他豆类,大豆类包括黄豆、黑豆、青豆等,其他常选豆类有豌豆、蚕豆、绿豆、小豆等。豆类的脂肪较少,碳水化合物含量与谷类相近,是我国居民饮食中重要的优质蛋白质来源,其营养素详见表 1-3。

表 1-3 常见豆类及其制品的营养素(每 100 克含量)

品　种	水分（克）	能量（千卡）	蛋白质（克）	脂肪（克）	碳水化合物（克）
黄豆	9.2	389	33.1	15.9	37.3
豆奶粉(维维牌)	2.4	419	19.4	9.4	65.2
豆腐(南豆腐)	83.6	84	5.7	5.8	3.9
豆浆	93.8	30	3.0	1.6	1.2
红豆沙	37.9	240	4.5	0.1	57.1
豌豆(煮)	70.5	107	8.9	0.3	19.2
蚕豆(煮)	83.7	62	4.8	0.5	10.1

(1)蛋白质

大豆的蛋白质含量为 35%～40%,是优质蛋白的重要来源,也是唯一能够替代动物蛋白的植物蛋白。大豆蛋白质的氨基酸组成与人体需求相近,具有很高的营养价值,而且大豆中含有谷类中所缺乏的赖氨酸,是谷类食物较为理想的营养互补食品。

(2)脂肪

大豆是豆类中脂肪含量最为丰富的,因此常常作为食用油的原料。大豆中脂肪含量为 15%～20%,其中不饱和脂肪酸高达 85%。大豆中的脂肪是营养价值很高的脂肪,具有天然抗氧化能力,而且不含胆固醇,还能调节血清中的胆固醇。

(3)碳水化合物

豆类的碳水化合物有纤维素、半纤维素、果糖、甘露聚糖、蔗糖、水苏糖及棉子糖等。其中主要为水苏糖和棉子糖,由于它们不能被人体消化吸收,但能被胃肠道中的微生物分解而产生气体,所以被称为胀气因子。大豆中含有的淀粉量很少。

(4)维生素和矿物质

豆类中含有丰富的 B 族维生素,此外还含有维生素 E、维生素 K 及胡萝卜素等。豆类中的矿物质含量也非常丰富,包括钙、磷、镁、铁、钾等,是一种高钾、高镁、低钠的食品。虽然大豆的含铁量高,但是消化吸收率低,故吸收的绝对量少。

5.禽畜肉类的营养素

禽畜肉类食品是人类饮食构成的重要组成部分。它给人类提供了大量的热量及优质蛋白质。此外,禽畜肉类中还富含脂肪、矿物质和维生素,具有较高的食用价值。常见禽畜肉类的营养素详见表 1-4。

6.禽畜肉鱼虾蛋奶类营养素

025

表 1-4　常见禽畜肉类的营养素(每 100 克含量)

品　种	水分 (克)	能量 (千卡)	蛋白质 (克)	脂肪 (克)	碳水化合物 (克)
猪肉(里脊)	74.7	150	19.6	7.9	0
猪肝	72.6	126	19.2	4.7	1.8
牛肉(牛柳)	72.0	134	22.3	5.0	0
羊肉片	74.9	118	18.0	4.0	2.4
鸡胸脯肉	71.7	118	24.6	1.9	0.6
鸡翅	63.3	202	19.0	11.5	5.5
烤鸭(老唐牌)	57.0	309	20.3	25.3	0

(1)蛋白质

肉类的蛋白质主要存在于肌肉组织中,含量为 10%~20%,禽肉类的蛋白质中含充足的人体必需氨基酸,而且在种类和比例上接近人体的需要,易于消化吸收,是营养价值很高的优质蛋白。

(2)脂肪

肉类的脂肪含量因禽畜的肥瘦程度和部位不同而有较大的差异。肥猪肉的脂肪含量可达 90%,里脊肉却仅有 7.9%。此外,动物的内脏、脑中含有较多的胆固醇,过多摄入会影响健康。畜肉的脂肪含量一般为 10%~30%,含饱和脂肪酸较多;禽类的脂肪含量约为 20%,含有一定量的亚油酸等不饱和脂肪酸,故禽肉类的营养价值高于畜肉类。

(3)碳水化合物

肉类的碳水化合物主要为糖原,又称动物淀粉,多存在于肌肉和肝脏中,含量极少,约为动物体重的 5%。动物宰杀后,由于糖酵解作用,会使动物淀粉含量逐渐下降,肉的酸性也会随之增强。

(4)维生素和矿物质

肉类的无机盐含量为 0.8%~1.2%,主要为铁和磷,肉中钙含量较低。铁主要以血红素的形式存在于肉类中,不受食物其他因素影响,所以肉类是饮食铁的良好来源。肉中还含有丰富的脂溶性维生素和 B 族维生素,多存在于动物的内脏器官中,比如肝、肾等。

6.鱼虾蟹类的营养素

鱼、虾、蟹是我国沿海居民常吃的食物之一,具有高蛋白质及低脂肪的特点,是一种营养价值较高的食品。常见的鱼虾蟹类营养素详见表 1-5。

表 1-5　常见的鱼虾蟹类营养素(每 100 克含量)

品　　种	水分（克）	能量（千卡）	蛋白质（克）	脂肪（克）	碳水化合物（克）
鲫鱼	78.6	89	18.0	1.7	0.7
黄鱼	79.4	114	17.0	5.1	0
草鱼	78.2	96	17.7	2.6	0.5
金枪鱼	74.6	99	23.5	0.6	0
虾仁	87.8	48	10.4	0.7	0
海蟹	79.2	81	14.2	1.1	3.6

(1)鱼类的营养价值

1)蛋白质:一般鱼类的蛋白质含量为 15%～20%,主要有肌溶蛋白、肌凝蛋白、肌浆蛋白及可溶性的肌纤维蛋白,生物利用率高,且其氨基酸的组成与人体蛋白相似,具有较高的营养价值。由于其肌纤维细短,间质蛋白少,组织软而细腻,故口感比较好,更易于消化吸收。

2)脂肪:鱼类的脂肪含量较低,通常不超过 3%,多为不饱和脂肪酸,且易被吸收。海鱼中的不饱和脂肪酸可达 70%～80%,且具有特殊的营养功能,有助于人类大脑的生长发育。鱼子中的胆固醇含量较高,多吃对健康不利。

3)矿物质:鱼类的无机盐含量为 1%～2%,且鱼类中含有丰富的磷。此外,钙、钠、钾、镁的含量也非常丰富,其中钙的含量较畜禽类高,被认为是钙的良好来源。海鱼中还含有一定量的碘。

4)维生素:鱼类中含有丰富的 B 族维生素,部分鱼类也是维生素 B_2 的良好来源。此外,海产品的肝脏中还含有丰富的维生素 A 和维生素 D。

（2）虾蟹类的营养素

1）蛋白质：虾蟹类的蛋白质含量较多，且其蛋白质氨基酸的组成较为全面，是蛋白质良好的食物来源。新鲜的虾蟹蛋白质含量一般为10％～20％，干品的蛋白质含量更高，如鲍鱼干、鱿鱼干的蛋白质含量甚至可以达到55％～60％。

2）其他营养素：虾蟹类的脂肪含量不高，多为不饱和脂肪，易被消化吸收。此外，对虾、河蟹含有丰富的维生素 A 和维生素 B_2。虾蟹类均含有丰富的钙、铁、磷、钾，尤其以铁的含量为多，是钙和铁的优质食物来源。

7. 蛋类的营养素

蛋类的蛋白与蛋黄的营养成分差异较大，蛋黄的营养成分和种类都比蛋白的含量多，所以蛋黄的营养价值较高。

（1）蛋白质

蛋类的蛋白质含量为 12％～15％，蛋白和蛋黄中的蛋白质种类和含量各不相同。蛋白中主要含有的是卵白蛋白、黏蛋白、卵胶蛋白及少量卵球蛋白。蛋黄中的蛋白质含量高于蛋白，主要含有卵黄蛋白和卵黄磷蛋白。蛋类蛋白质属于优质蛋白质，其氨基酸组成非常适合人体需要，为最理想的蛋白质来源之一。

（2）脂肪

蛋类中的脂肪含量为 11％～18％，其中甘油三酯占 62.3％、磷脂占32.8％、胆固醇占 4.9％。蛋黄主要由液体脂肪酸组成，在常温下通常是液体，易于消化吸收。蛋黄中的胆固醇含量较高，高胆固醇血症和心血管疾病患者不宜多吃。

（3）矿物质

蛋类含有丰富的矿物质,其中主要存在于蛋黄中。蛋类中的矿物质包括磷、镁、钙、硫、铁、锌、氟等。蛋白中的矿物质含量为 $0.6\%\sim0.8\%$,蛋黄中的矿物质含量为 $1.1\%\sim1.3\%$,其中蛋黄中的铁含量特别丰富,且利用率几乎达到 100%,是缺铁性贫血患者补铁的良好食物来源。

（4）维生素

蛋类中含有丰富的维生素,有维生素 A、维生素 D、维生素 B_1、维生素 B_2 和烟酸等,是维生素的优良来源。

8.奶类的营养素

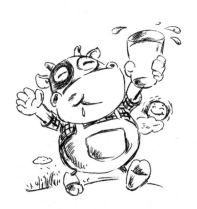

奶类是人类最好的天然食品之一,它能满足和适应婴幼儿生长和发育的需要。奶类含有维持人体生长和保持人体健康需要的全部营养素,同时,还是钙的良好来源,具有很高的营养价值。

（1）蛋白质

奶类的蛋白质平均含量为 3.3%,是优质蛋白的重要来源。奶类含有人体所需的 8 种氨基酸,特别是植物蛋白所缺乏的蛋氨酸和赖氨酸,对人体的免疫功能有好处。

（2）脂肪

奶类的脂肪含量变动较大,常见的有全脂、低脂、脱脂牛奶等。奶类的平均脂肪含量约为 30%,吸收率达 97%。其脂肪酸组成复杂,水溶性挥发性脂肪酸含量高,故易于消化吸收,其胆固醇含量低,营养价值较高。

029

(3)碳水化合物

奶类中的碳水化合物主要为乳糖,其余为少量葡萄糖、果糖和半乳糖。奶类有调节胃酸、促进胃肠蠕动和消化液分泌的作用;此外,奶类还有促进钙的吸收和助长肠内乳酸杆菌繁殖,抑制腐败细菌生长的作用。

(4)矿物质和维生素

奶类的矿物质含量为 $0.70\%\sim0.75\%$,其中钙含量极为丰富,且吸收率高,是钙的良好来源。此外,牛奶中含有人体所需的多种维生素,主要是维生素 A、B 族维生素(如维生素 B_1、维生素 B_2)及维生素 D。如果每天喝 500 毫升牛奶,可以基本满足人体 14% 的维生素 A 的需求及大部分 B 族维生素的需求。

9.油盐类的营养素

(1)油类的营养素

油类中主要含有甘油三酯、磷脂、维生素、固醇类化合物及游离脂肪酸。甘油三酯是各种油脂的主要成分。此外,油类中的磷脂具有一定的营养价值,但是在油炸食品时,由于磷脂会使油色变黑,影响食物的外观和口味,故食物中的磷脂并非越多越好。

油类中的维生素为脂溶性维生素,包括维生素 A、维生素 D、维生素 E、维生素 K 四种。植物油脂中以维生素 E 为主,动物油脂中均含有四种维生素。植物和动物分别含有不同种类的固醇类化合物,植物中的为植物性固醇,动物中的为动物性固醇,摄入过多的动物性固醇对人体心血管系统不利。游离脂肪酸是造成油脂变坏的最根本原因,故其含量越少越好。

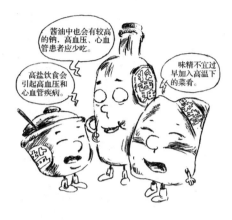

（2）盐类的营养素

1）食盐：氯化钠是食盐的主要成分，此外粗盐中还含有少量的碘、钙、镁、钾等元素，是大多数菜肴复合味的基础味，也是咸味的主要来源。由于食盐中含有大量的钠离子，故高盐饮食会引起高血压或心血管疾病。对于高血压患者，每日的食盐摄入量应严格控制在 3～4 克以下。

2）酱油：酱油是我们常见的调味剂，是一种以脱脂大豆加面粉为原料酿成的营养价值较高的调味品。初制的酱油中主要含有蛋白质、碳水化合物、钙、磷、维生素 B 等营养成分。但由于酱油中也含有较多的钠，故高血压与心血管疾病患者应该少食用。

3）味精：味精是以淀粉为原料制成的，其学名为谷氨酸钠。味精具有极其鲜美的口感，是食物重要的增味剂。但是，味精在高温下容易变性，会失去鲜味甚至产生毒性，所以不宜过早地加入到处于高温下的菜肴中。味精进入胃中会被还原为谷氨酸而被人体直接吸收，这对改善细胞的营养状况，防止儿童发育不良和精神衰弱都有一定的作用。

每个人要学会科学地选择适合自己的食物，做到从食物的选购开始，就应有平衡膳食、合理营养的意识。只要坚持就有可能少生病或不生病，保持健康的身体。

（张爱珍，傅晔柳，李晓林，胡成）

031

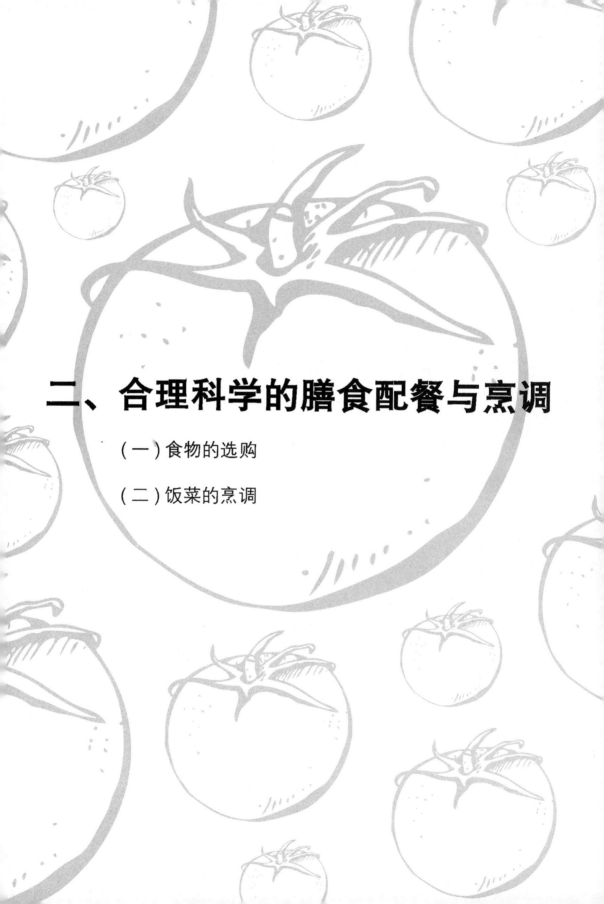

二、合理科学的膳食配餐与烹调

（一）食物的选购

（二）饭菜的烹调

　　"国以民为本，民以食为天"，中国人自古注重饮食。但"吃饭"不是简单地填饱肚子，它也是一门科学。一个人一生中要消耗几十吨的食物，但对于"一日三餐如何吃"这样简单的问题却仍然存在着许多误区。例如，在选购食物时，很多老百姓认为价格越贵的食物其营养价值越高；在一日三餐的安排上往往是"早餐马虎、中餐凑合、晚餐全家福"；在烹调食物时，喜欢用煎、炸、烧、烤的方法；等等。我们主张科学合理的膳食须从食物选购开始，营养安全的原材料辅之以合理的配餐，再采用科学的烹调方法烹制成的食物才能确保我们的健康。

（一）食物的选购

　　当前，人们的整体生活水平与过去相比有了明显提高，人们对生活质量也有了较高的要求。营养需求和品质保障是人们选择食物时首先要考虑的两个方面，只有科学地选择食物，我们才能吃得更营养、更健康、更有价值。

1. 食物种类的选择

　　在食物选择上，很多人喜欢挑选贵的、非当季的蔬菜，其实，这些都是观念上的误区。这些所谓的非当季紧俏菜，价格高出当季菜的数倍，而营养价值却与当季菜没有太大区别。此外，中医发现食用本地区生长的植物，有助于适应这个地区环境的气候变化，且不易生病。因此，选择食物要谨记"当地、当季、盛产"这六个字。例如，看到市场上卖得最便宜的、最多摊位在卖的，就是你应该选择的当季、当地的食物。

7. 食物种类选择与品质识别

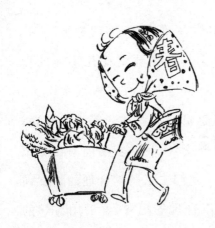

(1)春季食物的选择

1)素菜:冬季蔬菜品种较少,人体摄取的维生素往往不足。因此,在春季膳食调配上,应多食用一些时鲜蔬菜,如春笋、菠菜、芹菜、山药、韭菜、香椿叶等绿色蔬菜。其中,菠菜、韭菜又是醒脑的佳品,有助于消除春困,改善大脑的能量供应。

春季的气温变化大,冷热刺激可使体内的蛋白质加速分解,导致人体抵抗力降低。在此,特别推荐豆制品,这个高蛋白、低脂肪的食品可以补充机体所需的优质蛋白质,提高机体的免疫能力。

2)荤菜:漫长的冬季使体内脂肪储存较多,所以应严格控制脂肪的摄入,但也不必完全拒绝动物性食物,毕竟,肉类蛋白质的氨基酸组成最接近人体的需求,利用率高,并且含有植物性食物几乎不含的维生素 B_{12}。因此,可适当地摄入禽畜肉类食物,如禽蛋、瘦肉等。

3)水果:香蕉、草莓、猕猴桃、山楂可以帮助人体获得充分的钾、钙、铁等矿物质和维生素 C,以补充冬天所缺失的营养素。

(2)夏季食物的选择

1)素菜:夏季天气炎热,出汗多,体内水分及盐类随着汗液流失不少,故补充足量的水、无机盐及维生素是十分重要的。夏季正是瓜类蔬菜上市的旺季,它们的共同特点是含水量都在90%以上。冬瓜含水量居众菜之冠,高达96%,其次是黄瓜、丝瓜、南瓜、苦瓜等,这些瓜类蔬菜对于夏季急需补水的人体来说是十分有利的。

我们所熟知的蔬菜,如芹菜、生菜、芦笋、番茄、豆类等也是夏季餐桌上的好选择。当然,生食蔬菜一定要注意卫生,务必先洗净、再食用。

此外,蕈类,如香菇、蘑菇、平菇、银耳等也是夏季进食的良品。可以配合蔬菜、豆制品或米面制品制作一些凉拌菜,如木耳拌黄瓜、银耳拌豆腐、蘑菇拌粉皮等以增加炎热天气中人们的食欲。

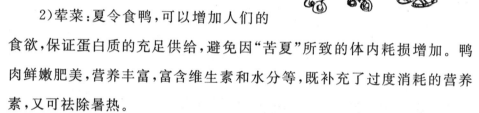

2)荤菜:夏令食鸭,可以增加人们的食欲,保证蛋白质的充足供给,避免因"苦夏"所致的体内耗损增加。鸭肉鲜嫩肥美,营养丰富,富含维生素和水分等,既补充了过度消耗的营养素,又可祛除暑热。

对于在高温天气中工作的人群,鲫鱼、虾、瘦肉、鸡肉、蛋等动物性食物的适当摄入可以补充足够的动物蛋白质,满足盛夏机体代谢的需求。

3)水果:西瓜已成了人们过夏的"好伙伴",因其含有充足的水分和糖类,还能补充多种维生素和无机盐。另外,专家推荐夏季多吃梨,因其鲜甜可口,香脆多汁,富含各种维生素,还具红润面色之功效。

(3)秋季食物的选择

1)素菜:秋季是丰收的季节,食物种类最丰富,花苔、瓜果、豆荚类的蔬菜都已成熟,因此秋季是补充人体多种营养素的最佳机会。这个季节在膳食调配上,要注意平衡,各类的蔬菜都要吃,不要偏食。秋季推荐多食用萝卜、番茄、莲藕、青菜、银耳、瓜等有滋润作用的食物,可以避免秋燥。此

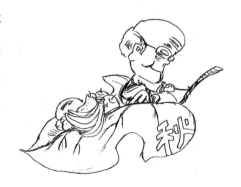

外,各种豆制品蛋白质含量高,也是秋季适宜进食的好品种。

2)荤菜:秋天气温逐渐凉爽、干燥,人们食欲逐渐提高。经过炎热的夏季,人体消耗较大,故秋季膳食应有"平补"之功。鱼是进补的好食品,不仅味道鲜美而且营养价值很高。其蛋白质含量为猪肉的两倍,且属于优质蛋白,吸收率高。

另外,鸡肉、牛肉、猪瘦肉、猪肝等也能起到增强体质、提高免疫力的作用。在调味品上可以适当选用辛辣品,如辣椒、胡椒,也可饮用少量酒类,以适应气温的下降。

3)水果:秋食柚子正当时,在众多的秋令水果中,柚子个头大,营养丰富。其特点是碳水化合物含量低,含有丰富的蛋白质、维生素以及钙、磷等人体必需的元素,这是其他水果难以比拟的。此外,苹果、梨、香蕉等都是秋季好水果。

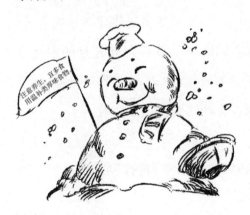

(4)冬季食物的选择

1)荤菜:冬季气候寒冷、日短夜长,人体的供能营养素分解加速,较多的热量散失于体外,使人体的抗病能力及耐力减弱,微量营养素的消耗量也都有不同程度的增加。所以,冬季膳食要注意养生,宜多食用温补类厚味食物,如黄花鱼、狗肉、羊肉、猪肝、鱼、虾等。

煮过的肉汤,营养价值高,是滋补身体的佳品。炖的时候可加上适量的滋补中药或营养上能起到互补作用的食品,如枸杞羊肉汤、羊肉豆腐汤、猪蹄羊肉汤,对人体的滋补作用会更大。

2)素菜:冬季应以热能补充为主,但也不能忽略素菜的作用,人体在消耗能量的同时,也消耗了许多维生素及微量元素。这些营养素,仍需从蔬菜中获得,可适当吃些富含B族维生素、维生素C、胡萝卜素的薯类,如红薯、马铃薯等。另外,大白菜、白萝卜、胡萝卜、豆芽、油菜等冬令蔬菜中也含有丰富的维生素和膳食纤维。同时,豆制品因其蛋白质含量多、脂肪含量低等优点,也是冬季食用的佳品。

3)水果:冬天人们对水果的食欲不佳,但不可忽视水果中的营养,每天一个苹果或一个橘子,有助于消化、补充糖分以及丰富的维生素和矿物质。

此外,中国居民饮食中普遍缺钙,而每100毫升牛奶含钙100毫克,牛奶是钙最好的食物来源,含钙量居各种食品之首。牛奶属于动物性食物,故含有丰富的优质蛋白质,氨基酸组成合理,人体可吸收完全。除此之外,低胆固醇以及富含多种维生素都使得牛奶成为人们日常的好饮品。无论什么季节,每天都应补充250毫克的牛奶或酸奶。

坚果常被认为是"健脑良品",有补脑之功效,常见的有核桃、花生、板栗、松子、葵花籽等,是四季温补阳气的良好辅助食品。

在食物选择上,要特别注意食物的多样性,不要经常吃一种菜,否则不但会使体内营养素不平衡,还有可能致病,如多吃菠菜或喜欢食用菠菜烧豆腐就容易得结石病。

2. 食物品质的识别

食物种类选对了,不完全代表你就能从中获益,如果一不小心选了劣质的食物,不仅营养素无法保证,而且还会损害人体健康,所以学会鉴别食物的品质,不仅可以花少量的钱买到高品质的食物,而且还能获得更多更全的营养素,保障身体健康。

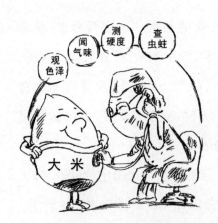

（1）植物性食物的识别方法

1）大米：主要观察色泽、气味和硬度，有无发霉和虫蚀。

优质大米：具有其固有的颜色，如为清白色；米粒有光泽，颗粒均匀、饱满，无异味；硬度高、水分低的大米，蛋白质含量高，是可以放心购买的好大米。

劣质大米：米粒发黄，主要是由于大米中某些营养成分在一定条件下发生了化学反应，受此影响，大米的香味和口感都很差。若大米颜色灰暗，无光泽，质地疏松，捏之易碎，有霉变气味，可以判定是霉变的大米。

2）面粉：主要注意色泽、气味及粗细。

优质面粉：色泽呈白色或乳白色，不发暗，无杂质，无异味。手指捻捏时无粗粒感，无虫子和结块，置于手中紧捏后放开不成团。

劣质面粉：色泽呈灰白或深黄色，发暗，色泽不均，有异味，有结块或手捏成团。

3）蔬菜、水果：主要选择新鲜、不含农药、外形完整的蔬果。

优质蔬菜、水果：色泽鲜艳，外形整齐，干净无泥，无异味，不夹杂异物，具有水果的清香味。

劣质蔬菜、水果：有破裂，不完整，畸形，有虫蛀，有怪味或腐臭味，呈脱水状或松软。

反季节蔬菜、水果：形状特别大，或者带有畸形，外观色泽鲜艳，果肉味道平淡。不是当季的时令蔬菜、水果，有可能是人工催熟或冷库久藏的，不宜多选。

4)食用油:看其透明度及气味。

优质食用油:透明度好,无沉淀物,有各自独特固有的气味,无异味。

劣质食用油:油液浑浊,有大量悬浮物和沉淀物,有霉味、焦味、哈喇味等不良气味,尝之还有苦味、酸味、辣味及其他刺激气味或不良滋味。

(2)动物性食物的识别方法

1)肉的识别:可采用"一看、二摸、三压、四嗅"的方法。

"一看",肉皮表面无红点,肌肉呈均匀红色,脂肪洁白、光润油腻为好肉。若表面呈紫红色、无光泽、体形干枯,或有出血点,或肛门处皮肤发灰、发绿,则为病禽或死禽。

"二摸",表面微干或略显湿润的,不粘手者为好肉。切面粘手严重,而表面极干燥者为变质肉。

"三压",用手指轻轻按压肉的表面,按压后的凹痕可迅速恢复原状的为好肉。按压肉的表面毫无弹性,凹痕不能恢复者,为变质肉。

"四嗅",新鲜肉气味纯正,无腥臭味,而有刺鼻味的则属于腐变肉,不能食用。

2)活鸡的挑选:主要观察活动力、鸡冠及肛门部位的特征。

健康活鸡:将鸡抓住翅膀提起,挣扎有力,双腿收齐,有一定重量,表明生命力强。健康活鸡鸡冠鲜红,肛门较干净。

病鸡:挣扎无力,脚伸而不收,肉薄身轻,鸡冠变色,肛门有红点。

3)鱼的鉴别:主要观察鱼眼、腮和鱼肉。

新鲜鱼:眼睛饱满凸出,清澈而明亮,鱼鳞紧密完整而光亮。鳃盖紧闭,鳃呈鲜红色或粉红色。鱼肉坚实有弹性,指压后凹陷立即消失,无异味。

腐败鱼:眼球塌陷或干瘪,鳃呈褐色或灰白色,有腐臭气味,鱼肉松散,易与鱼骨分离,指压时形成的凹陷不能恢复或手指可将鱼肉戳穿。

（3）蛋奶类食物的识别方法

1）鲜蛋：主要观察蛋壳表面情况。

优质鲜蛋：表面清洁、无光泽，蛋壳粗糙，有白色斑点状粉末，有轻微的生石灰味，用手摇晃时无响声。

劣质鲜蛋：蛋壳表面的粉霜脱落，壳色油亮，有较多较大的霉斑，蛋内有晃荡声。

2）乳制品：主要看其颜色、形态，闻其味道。

优质鲜乳：乳白色或稍带微黄色，无沉淀，溶液均匀，不黏稠，具有独特的乳香味，无其他异味。将奶滴入清水中，若不化开，则为新鲜奶。

劣质奶：呈浅粉红色或黄绿色，或色泽偏灰，溶液稠而不匀，有凝结成的致密凝块或絮状物，有明显的异味，尝之变味。

3）奶粉：可采用"一看，二压"的方式。

"一看"就是看奶粉包装纸或盒。看图案、文字是否清晰，生产公司是否正规合法，文字说明是否具体。着重看奶粉的生产日期和保质期限，据此判断该产品是否在安全食用期内。

"二压"就是挤压一下奶粉的包装，看是否漏气。在选购袋装奶粉时，双手挤压一下，如果漏气、漏粉或袋内根本没气，说明该袋奶粉可能存在质量问题，不要购买。

选购到质量好、品质高的食物之后，我们还需要对其进行科学、合理地烹饪加工，才能最终成为我们餐桌上的食物。饭菜的烹调也需要我们应用"平衡膳食、合理营养"的基本知识，使一日三餐既美味可口，又营养健康。

（二）饭菜的烹调

饭菜的烹调不仅仅是将生的食物做成熟的，为了增加食用者的食欲，满足食用者的营养需求，我们还要合理地配餐，科学地烹调，尽量使饭菜含有更多的营养素，并将营养素的流失量降到最少。

1.合理配餐

所谓合理配餐就是利用平衡膳食的理论及原料中的营养素分布与特点，科学地选择、搭配各种食物原料，使就餐者能获得所需要的各种营养素，达到营养素的推荐量标准，并合理地

8.合理配餐，
科学烹饪

分配到各餐中。合理配餐应遵守如下三个平衡原则。

（1）主食与主食的平衡

米饭是南方人的主食，但米饭含有的营养素并不完全，若只以一种粮食作为主食，长期下去同样会导致缺乏其他营养素，从而影响身体健康。此外，南方人喜欢吃细粮，认为粗粮没营养，其实有些粗粮的营养价值更高，如玉米蛋白的生物价为 60，小米为 57，而白面只有 52。生物价是一种评估蛋白质营养价值的生物方法，指每100 克食物来源蛋白质转化成人体蛋白质的质量。因此，专家推荐每周应吃 1～2 次的粗杂粮。

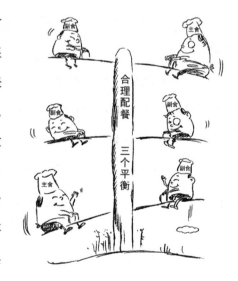

我国民间早就有粗细粮搭配的吃法，如玉米发糕（标准面粉、玉米粉）、杂合面窝头（标准面粉、玉米粉、豆粉、小米粉）、绿豆干饭、红豆大米粥等。粗细粮搭配，粮豆混合，不仅增加了品种的风味，可口好吃，而且蛋白质的生物价得到了提高。

（2）主食与副食的平衡

生活中常见到两派持相反饮食观点的人：一派认为主食就是能量，是一切动力的来源，只要有主食就行，菜只要随便吃一点；而另一派主张"多食肉、少食粮"，这是近代年轻人的饮食观点，更是酒席应酬不可避免的饮食方式，这些人往往吃很多的荤菜，只吃少量或几乎不吃主食。

这两种饮食方式都是错误的。主食中有人体所需的主要能量来源——糖类，而副食中有多种维生素、微量元素、蛋白质等营养素，前者是支持人类运动的外在动力，而后者则是人类运动的基础物质，两者缺一不可。主食的具体食用量可根据食用者的能量及营养素的需求而定，若劳动强度大，主食可适当增多，而运动量少或几乎无运动量，主食量可相应减少。

（3）副食与副食的平衡

副食与副食的平衡主要体现在菜的搭配上。搭配是多方面的，除了色香味形的搭配，还有营养的搭配。

1）色香味形的搭配：菜的色、香、味、形搭配很重要，当餐桌上出现色泽宜人、形状悦目、香味扑鼻、味道鲜美的膳食时，通过视觉和味觉，使人心情愉悦、食欲大增，从而通过神经系统分泌出大量具有活性的消化酶，有助于食物的充分消化与吸收。

①色泽搭配：颜色对人的食欲有一定影响，最能引起食欲的颜色是红色到橙色这个范围，橙和黄之间的颜色差些，绿色的食物尚好，但紫色

较差。色泽的搭配可分为同色搭配和异色搭配,但无论是哪种搭配,都应以提高食用者食欲为目的,而不是单纯为了好看。

②香味搭配:食物香味可来自食物本身,也可由外加的香料调制而成,如香叶、肉桂、陈皮、丁香、芥末等,芳香开胃。在肉汤中加入药材的香味,不仅能提高食欲,而且还能增加汤的营养价值,如灵芝陈皮老鸭汤和黄芪当归乌鸡汤。

③口味搭配:味有甜、酸、苦、辣、咸五种,无论哪一种味道,都要适度。适当的量可增加菜肴的滋味,而浓度过大,不仅使人厌恶,还可能导致各种疾病。口味的搭配可根据个人喜好而调整,最重要的是吃得开心、吃出健康。

④形态搭配:菜肴的形态美是中国烹饪的特点之一,形态美的菜肴会给人以美的享受,激发食欲。运用刀工技术,可把烹饪食物制成各种不同的形状或花型。食物本身的形状,也有自然的美感,如水发木耳好似黑牡丹的片片花瓣,肉松如绒,鱼虾都有各自令人喜爱的形状,充分利用小型食物本身的形状,也可制作出如同工艺品般的佳肴。

2)营养搭配:菜的营养搭配更重要,每一种菜不可能含有所有的营养素,而多种营养互补的菜混搭就能满足机体所需。读者可参照食物中的营养素及其含量,制订相应的食谱,再采取科学的烹调方式,就可以制作出一桌美味而营养的饭菜。

(4)食谱的妙用

每种食谱都有其不同的特点,了解家庭食谱的搭配原则,巧妙地通过制订家庭食谱来保证一日三餐的营养素,可促进家庭成员的健康。

1)食谱的荤素搭配原则:食物有荤素之分,饮食过于偏素对老年人会有不利的影响,可引起胆固醇水平过低而易感染甚至患癌症。当然,荤食也不可过量食用,高脂肪膳食与心脏病、乳腺癌、中风等的因果关系早有定论。明智之举是两者搭配,求得平衡,一般以脂肪在每日三餐热量中占 30%～35% 为宜。

2)食谱的酸碱平衡原则:食物有酸碱之分,凡最终代谢产物是碱性者为碱性食物,如蔬菜、水果、奶类、茶叶等,特别是海带等海洋蔬菜,碱性最高,为碱性食品之冠。若最终代谢产物是酸性者为酸性食物,如肉、蛋、大米、面粉等。过量摄取酸性食物可使人体体液偏酸,可能引起亚健康状态,易导致疲劳乏力、关节不适、食欲不振、恶心呕吐等症状的发生;碱性食物的合理摄入有利于缓解胃酸过多的人的消化道反酸与烧灼感症状,有利于痛风患者增加排出尿酸,如摄取过多,少数人则会引起便秘。甲状腺疾病患者应不选含碘量高的海带和紫菜。

3)食谱的阴阳调和原则:中医认为,食物有温性、平性与寒性之分,借助这一点可调节人体阴阳,起到防病保健的效果。

①温性食物可分为以下几类:谷豆类食物,如面粉、豆油、酒、醋等;蔬菜类食物,如生姜、大葱、大蒜、胡萝卜、香菜等;水果类食物,如龙眼、荔枝、大枣、莲子、葡萄、乌梅、木瓜、李子、栗子、橘子、桃子等;肉类食物,如羊肉、狗肉、鸡肉、鹿肉、牛肉等;水产类食物,如鱼、虾等。

②寒性食物可分为以下几类:谷豆类食物,如小麦、荞麦、大麦、绿豆、豆腐、豆豉、豆浆等;蔬菜类食物,如苋菜、菠菜、油菜、白菜、黄瓜、西瓜、竹笋、芋头、茄子等;水果类食物,如梨、菱、藕、柚子、百合、香蕉、甘蔗等;肉类食物,如兔肉、鸭肉等;水产类食物,如鳗鱼、螃蟹、甲鱼、蛤、牡蛎、田螺等。

其他食物则多为平性。安排食谱时,可结合自己的体质特点,参照上述食物的性质合理选择,使身体达到平衡状态。

2.科学烹调

食物经过烹调后,既改善了适口性,除掉了不良物质,又利于营养的吸收。然而,不是烹调的时间越长,营养素的利用价值就越高。过度烹调,不但造成营养素的破坏与流失,还可能产生对人体有害的物质。如蛋白质、糖类、脂肪过度受热后,都会产生有害物质,危害人的健康,所以,不要吃烧焦的食物。

烹饪中的营养素流失以维生素的破坏最为明显,其中,水溶性维生素,如维生素B族、维生素C等所受的破坏和损失,比其他营养素都大,而脂溶性维生素,如维生素A、维生素D、维生素E、维生素K损失较小。维生素易被空气、日光、碱及加热所破坏,热度越高、烹调时间越长、光照越剧烈、加碱越多,则损失越大。

（1）米类的烹调

对于米类的烹调,淘洗方法是关键,淘洗时营养素也会损失,洗的次数越多,洗米的水温越高,以及在水里浸泡的时间越长,营养素的损失就越严重。因此,洗米时应根据米的清洁程度适当清洗,一般不要超过3次,不要用流水冲洗或用热水烫洗,更不要用手搓洗。米类以蒸煮的烹调方法为最好,捞饭弃米汤损失的营养最大。

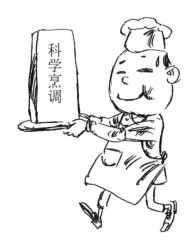

（2）面食的烹调

面食的常用烹调方法有蒸、煮、炸、烙、烤等,制作的方法不同,营养素的损失程度也不同,不同烹饪方式下面食营养素的损失率见表2-1。

表 2-1　面食烹饪营养素损失率

类别	损失的营养素	损失率(%)
煮面条	维生素 B_1、B_2	35
	蛋白质	2~5
烙饼	维生素 B_1	20
烤烧饼	维生素 B_1	30
炸油条	维生素 B_1	100
	维生素 B_2	45
	烟酸	45
蒸窝头	几乎无营养素损失	0
蒸馒头	几乎无营养素损失	0

　　一般蒸、烙时,营养素的损失较少,面条煮时的损失较多,大量的营养素会随面汤而流失,所以煮面食的汤应尽量喝掉。炸制的面食,如油条、油饼等,由于温度高,维生素被大量破坏。

　　(3)蔬菜的烹调

　　切菜和浸泡均可使蔬菜中的营养素流失,因此,蔬菜的合理烹调原则是:最好用流水冲洗蔬菜,不可在水中浸泡;做汤时要等水开后,再将菜下锅,尽量减少菜在锅里的时间;现做现吃,切记反复加热;菜汤不应弃之不喝。

　　绿叶蔬菜首选急火快炒的方法,即加热温度为 200~250℃,加热时间不超过 5 分钟,这样可以防止维生素和可溶性营养成分的流失。而对于一些根茎类、新鲜豆荚类蔬菜,如马铃薯、藕、芋头、四季豆等,烧、炖的方法与热炒相比营养损失要少。不同蔬菜烹饪后的营养素保存率见表 2-2。

表 2-2　蔬菜类食物烹调方法与维生素保存率

品　种	处理及烹调方法	维生素保存率(%)	
		维生素 C	胡萝卜素
绿豆芽	水洗加调味品,油炒 9～13 分钟	59	98
韭菜	切成段,加调味品,油炒 5 分钟	52	94
油菜	切成段,加调味品,油炒 5～10 分钟	64	76
菠菜	切成段,加酱油,油炒 9～10 分钟	84	77
大白菜	切成小段,加酱油,油炒 12～18 分钟	57	—
番茄	去皮,切块,加盐,油炒 3～4 分钟	94	95
青椒	切成丝,加盐,油炒 1～5 分钟	78	89
胡萝卜	切成丝,加盐,油炒 6～12 分钟	—	79
土豆	去皮,切丝,加调味品,油炒 6～8 分钟	54	—

(4)荤菜的烹调

肉类食品的烹调方法,以炒为最好。炒对肉类营养素的影响较小,但仍会损失部分维生素 B_1 和维生素 B_2。如在炒时加少许淀粉拌匀,维生素的损失就更少了。除用淀粉外,还可用面粉、豆粉等。蒸煮次之,肉在蒸、煮、炖的过程中,肉汁的逸出率可达 50%。一定量的营养素会随肉汁进入汤汁,如果连汤汁一起吃掉,营养素是不会损失太多的。至于炸和烤的烹调方式,营养素的流失最多。不同烹调方法对猪肉中维生素的影响见表 2-3。

表 2-3　不同烹调方法对猪肉中维生素的影响

食物	烹调方法和处理情况	损失维生素	烹调前（毫克）	烹调后（毫克）	保存率（%）
炒肉丝	切成丝，用油炒 1.5～2.5 分钟，加酱油	维生素 B_1	0.43	0.49	87
		维生素 B_2	0.20	0.20	79
		烟酸	3.8	2.5	55
蒸肉丸	搅碎加团粉、酱油及水，拌匀做成丸子，蒸 1 小时	维生素 B_1	0.43	0.27	53
		维生素 B_2	0.20	0.17	13
		烟酸	3.8	2.8	70
炸里脊	切成片，加淀粉、酱油及水拌匀，在油中炸 1～5 分钟	维生素 B_1	0.43	0.37	57
		维生素 B_2	0.20	0.16	62
		烟酸	3.8	2.5	47
清炖肉	切成块，加 6 倍量的水，适量盐，大火煮沸，后用小火煨 30 分钟	维生素 B_1	0.43	0.23	35
		维生素 B_2	0.20	0.17	59
		烟酸	3.8	1.1	25
红烧肉	切成块，用油炒 3 分钟，加入酱油、水，大火煮沸，后用小火煨 1 小时	维生素 B_1	0.43	0.29	40
		维生素 B_2	0.20	0.19	62
		烟酸	3.8	2.6	50

　　在日常生活中，我们可以根据个人和家庭成员的饮食喜好和需求选择合适的食谱来指导一日三餐的合理搭配和科学烹调。

（赵倩，周宇瀚）

三、安全卫生的食品保藏与鉴别

近年来，由于一系列食品污染事件，如疯牛病、口蹄疫、禽流感等疫情的爆发，畜牧业中抗生素等的使用以及基因工程技术的应用，使食品安全成为全世界关注的问题。食品安全问题已经成为 21 世纪各国政府部门面临的首要问题，同样也成为每个消费者十分关心的问题。

（一）食品安全的基本要求

人类社会的发展和科学技术的进步，使人类的食物生产与消费活动经历了巨大的变化。社会的发展提出了在达到温饱以后如何解决吃得好、吃得安全的要求。食品安全问题正是在这种背景下被提出，而且涉及的内容与范围越来越广。

1.食品安全的定义和内容

（1）食品安全的定义

《中华人民共和国食品安全法》对食品安全的定义是指食品无毒、无害，符合应当有的营养要求，对人体健康不造成任何急性、亚急性或者慢性危害。事实上，人们对

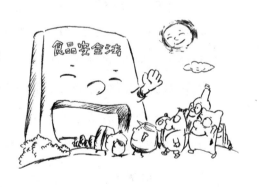

"食品安全"含义的理解，是随生产力发展和科学技术进步而逐步深化、全面的。

新中国成立初期，人们只关注食品中的致病菌或寄生虫，是否腐烂变质等情况；随着工业化进程和环境污染问题的日益突出，人们开始关注食品中重金属以及其他有害物质的残留量；由于农业生产过程中农药

和兽药的广泛使用,检测各种杀虫剂、兽药在食品中的残留量备受关注;近几年来,食品加工过程中各种食品添加剂被广泛使用,使食品添加剂又成为食品安全性检查的新内容;而随着转基因技术的迅速发展及其在农业生产中的应用,转基因食品及其安全性也逐渐成为人们关注的焦点。

由此可见,当前对食品安全的关注度,对食品安全的认识水平,是随生产水平提高而增强的,并且也与科学技术进步有关。

(2)食品安全的内容

按目前的认知水平,食品安全应该至少包含以下几方面内容:

1)营养摄入的平衡;

2)动物疾病的检疫;

3)食品中农药或兽药残留的控制;

4)细菌耐药性的监控;

9.食品安全

5)加工和保存过程中有害物质和有害微生物的检查;

6)环境污染物的检查;

7)转基因食品的安全性评价。

在食品生产和消费的环节中,人们往往具有多重身份,既是食品的生产者、运输者、经营者,同时也是各类食品的消费者。作为工业化产业链中的群体,应做到既维护自身的饮食健康,远离不安全食品和不健康饮食,又要尊重科学、懂法守法,不盲目生产对人体健康有害的食品。

2.保证食品安全的措施

(1)制定食品安全标准

国家制定的食品安全标准是进行食品安全与卫生监督的科学依据,

对保证食品卫生质量、安全性、保护消费者身体健康和权益起到良好的作用。2015 年出台的《中华人民共和国食品安全法》对食品安全标准作出了明确的、权威的规定,指出食品安全标准应当包括下列内容:

1)食品、食品添加剂、食品相关产品中的致病性微生物、农药残留、兽药残留、生物毒素、重金属、污染物质及其他危害人体健康物质的限量规定;

2)食品添加剂的品种、使用范围、用量;

3)专供婴幼儿和其他特定人群的主辅食品的营养成分要求;

4)对与卫生、营养等食品安全、营养有关的标签、标识、说明书的要求;

5)食品生产经营过程的卫生要求;

6)与食品安全有关的质量要求;

7)与食品安全有关的食品检验方法与规程;

8)其他需要制定为食品安全标准的内容。

(2)加强食品安全教育

应进一步加强食品安全方面的教育,使群众增强对食品安全问题的认识,增强食品安全的防范意识。对食品产业链上的特殊群体来说,一方面要积极响应政府的号召,用科学的方法来控制和减少食品生产各个环节中各种添加剂和化学药品的使用;另一方面要提高安全性意识和自我保护能力。在食品安全方面,最值得人们注意的有以下几点:

1)充分认识食品风险的各种来源:影响食品安全的因素已经在前文有详细介绍。其中,生物性污染如霉菌、细菌、病毒等感染最为常见,需要在日常生活中严加防范,例如不要购买和食用霉变食物、尽量少吃生食、注意食品的保存方法、勤洗手等。化学性危害的风险在日益增大,需要充分重视,不要选购安全性差的食品,比如腌制时间不够的腌菜、用漂白剂处理过的食品、使用大量人工色素和香精的饮品等。

2)建立健康膳食结构和良好的饮食习惯:健康膳食的主要原则和具体操作方法已在本书第一部分有详细叙述,总的来讲,食物多样化和荤素搭配有利于兼顾营养和饮食安全的双重目的。挑食、偏食、食物搭配不合理、口味重、用餐不定时定量等不良饮食方式是引起饮食风险的常见原因,需在日常生活中加以克服。

3)购置安全性有保障的食物:购买食物的时候不能光考虑口感、视觉、价格等表层的因素,质量和安全性应该成为购买的第一要素。往往一些看上去很美、尝起来更美的食物披着虚伪的"外衣",由不明的工艺和添加剂"化妆"而成,这样的食品要慎选或不选。购买的时候要注意查看食品标签和保质期、识别食品检验标志、尽量到信誉良好的购物场所购买,把饮食风险降到最低。

4)厨房里的食品安全:在自家厨房里也存在不利于食品安全的因素,比如喜欢煎炸烧烤的朋友就可能摄入了过多的环芳烃类物质而影响健康。冰箱保存食品并非万无一失,吃冰箱里的残剩和过期食品一样损害健康,因为低温致病菌污染的概率相当高。各种调味品、化学清洗剂的滥用也能引起新的健康隐患问题。

在充分认识到影响食品安全的因素及保证食品安全的措施的基础上,我们应该将这些知识应用到日常生活中。选购到安全可靠的食物之后,还需要在保存的时候重视食品安全问题,选择正确、科学的保存方法。

（二）常用食品的保存方法

常用的食品可分为谷薯类、蔬果类、豆类、禽肉类、鱼
虾类和蛋奶类等。不同的食品具有不同的营养成分和生物学特点，因
此对不同的食品采取不同的保存方法十分必要。合理保存食品，不仅
可以延长保存时间，维持食品原有的营养价值，还可以保障食品的安
全性。

10.食品保存

1.谷薯类的保存

（1）谷类的保存

谷类应保存在密闭、干燥的容器内
并置于阴凉处，做好防鼠、防虫工作。单
次购买量不必太多，以便于保存与更换
品种。

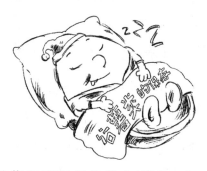

谷类在保存过程中由于酶和微生物的作用可引起发热和腐败。密
闭的容器可以起到保持适当的温度、湿度和防虫作用。在潮湿的环境
中，谷类能吸收水分，水分有利于害虫和霉菌等各种微生物的生长繁殖，
加速有机物分解，产生腐臭，直至最后完全腐败。

大米存放必须控制温度和含水量。大米不宜存放在厨房内，因为厨
房温度高、湿度大，对大米的质量影响极大。发霉的大米含有黄曲霉素，
致癌性极强，可以导致肝癌，所以必须丢弃。大米不宜靠墙着地存放，通
常要放在垫板上，这样做的目的同样是为了防止大米霉变或生虫。

面粉应保存在避光通风、阴凉干燥处，潮湿和高温都会使面粉变质。

057

储藏面粉的理想温度为 18～24℃。面粉有吸收特殊气味的能力,故不能与熏肉、臭豆腐、咸鱼类等具有异味的食物及其他物品存放在一起。面粉不能在日光下照射,日光照射后的面粉易发酵变质。

玉米保存需剥去玉米外层的厚皮,留 3 层玉米的内皮,不必去掉玉米须,更不必清洗。把玉米放入保鲜袋或塑料袋中,封好口,放入冰箱的冷冻室里保存。这样放置保存至少在下一季玉米上市之前,能保证你随时可以吃到鲜嫩的玉米。

花生宜低温密封保存,生花生米放在容器里晒 2～3 天,用塑料食品袋装好,封口扎紧,放置冰箱内冷藏,可保存 1～2 年。发霉的花生含有黄曲霉素,致癌性极强,可能导致肝癌,不能食用。

(2)薯类的保存

薯类应保存在阴凉、避光处,以地窖为宜。

马铃薯易发芽,特别是当温度高于 18℃时。发芽的马铃薯水分和营养成分降低,重量减轻,品质下降,甚至完全失去食用价值。吃了发芽的马铃薯还会中毒,这是因为发芽马铃薯含有一种叫生物碱的有毒物质,会引起腹痛、恶心、腹泻等反应。

红薯的保存方法较易,一般将无伤残、霉烂的块茎堆放于温暖、潮湿、通风良好处即可,经水解过程的红薯更香甜耐吃,乙醇气体对它的催熟效果明显,所以不要把红薯和酒类同时存放于一处,以防红薯被催熟而迅速腐烂。

芋头较耐保存,适宜的保存温度为 8～15℃。当温度低于 0℃时,芋头会受冻;当温度过高(25℃以上)时,也会引起腐烂、脱水。保存芋头要求的适宜相对湿度为 85%,宜湿不宜干,过干也会导致腐烂。

2.蔬果类的保存

蔬菜水果含水、可溶性营养素和酶类较丰富,容易变质。温度过高的环境,蔬菜水果会因水分蒸发而导致重量减轻,菜质萎缩,促进水解,最后腐烂。温度过低可使蔬果类冻伤,影响品质和口味,甚至影响外形和色泽,所以为了保持品质,保存蔬菜水果必须采取适宜的方法。

蔬菜水果变质霉烂的原因主要有:呼吸作用异常、发芽、微生物侵袭、机械损伤和冻伤等。要想将新鲜水果和蔬菜保存好,必须根据水果和蔬菜采后的生理特性,创造适宜的保存环境条件,抑制水果和蔬菜的新陈代谢、延缓成熟和衰老进程、延长采后寿命和货架期,有效地防止微生物的侵害。

常用的蔬菜水果保存方法有以下 6 种:

（1）冷藏

冷藏能降低蔬菜水果的新陈代谢,减慢其自身生理活动,而使之处于休眠状态,并能抑制细菌等微生物的生长。冷藏一般适用于夏秋炎热季节,将新鲜蔬菜水果冷藏于冷藏

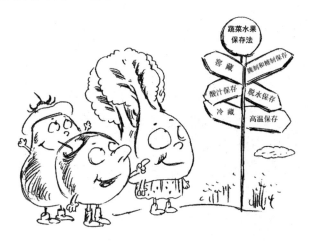

室内,可防变质腐烂,并保持其鲜美。冷藏的温度一般控制在 0～15℃。保存时间不宜过长,因为保存时间越长,蔬菜所产生的致癌物——亚硝酸盐就越多。冷藏对蔬菜水果的营养物质破坏甚少,并能保持原有风味。

（2）窖藏

窖藏适用于寒冷的冬季，将蔬菜存放于菜窖中，可以防止冻伤，保持蔬菜的品质。菜窖内的温度必须控制在15℃左右，同时保持空气的流通。

（3）高温保存

高温可以杀死或抑制各种微生物和寄生虫卵。常将蔬果类制成半成品，以便于保存和运输。罐头为蔬菜水果主要保存形式之一，如柑橘罐头、黄桃罐头、蘑菇罐头、番茄酱罐头、青豆罐头等。不过高温处理过的蔬菜，维生素损失较大。

（4）脱水保存

晒干和脱水食品比其他任何保存形式的食品都得到更大程度的浓缩。脱水干燥的蔬菜，在烹调食用前用水浸泡可以使之恢复原来形态。由于阳光照射、高热等因素，蔬菜水果中的维生素会受到破坏，特别是维生素C的损失较为严重。鲜、干菜中维生素保存量的比较情况详见表 3-1。

表 3-1　鲜、干菜中维生素保存量比较（毫克/100 克）

品　种	维生素 B_1		维生素 B_2		泛酸		维生素 C	
	鲜	干	鲜	干	鲜	干	鲜	干
茄子	0	0	0.04	0.75	0.5	6.5	7	0
白萝卜	0.02	0.07	0.04	0.08	0.5	1.2	30	2
黄花菜	0.19	0.36	0.3	0.14	1.1	4.1	33	0
辣椒	0.05	0.61	0.10	0.90	0.1	8.1	76	28
蘑菇	0.11	0.19	0.16	1.26	3.3	15.1	4	1

（5）腌制和糖制保存

此法通过食盐和糖作为腌制材料，提高蔬菜水果的渗透压，促使蔬菜水果中的细菌脱水死亡，达到延长保存时间的目的。

对于腌制和糖制蔬菜水果，由于氧化破坏和水溶性物质渗入，维生素损失很大，特别是维生素 C。鲜、咸菜中维生素含量的比较详见表 3-2。

表 3-2　鲜、咸菜中维生素含量比较（毫克/100 克）

品　　种	维生素 B_1		维生素 B_2		泛酸		维生素 C	
	鲜	咸	鲜	咸	鲜	咸	鲜	咸
白萝卜	0.03	0.02	0.04	0.04	0.5	0.4	30	0
白菜	0.02	0.01	0.04	0.03	0.3	0.1	20	0
芥菜	0.06	0.03	0.13	0.08	0.8	0.6	80	0
雪里蕻	0.07	0.04	0.14	0.11	0.8	0.5	83	0

（6）酸汁保存

蔬菜水果中的碳水化合物在乳酸菌和醋酸菌等发酵作用下产酸，可以抑制腐败微生物的活性，防止腐烂，并具有清香可口的酸味。

常用的方法有泡菜和酸菜两种。泡菜是利用菜中的碳水化合物，经过乳酸菌发酵产生乳酸。各种应季的蔬菜，如白菜、甘蓝、萝卜、辣椒、芹菜、黄瓜、菜豆、莴笋等质地坚硬的根、茎、叶、果均可作为制作泡菜的原料。

酸菜用面汤做底料，乳酸菌或醋酸菌发酵产酸，提高酸菜氢离子的浓度，可达到抑制细菌生长的目的。酸菜多选用韧性较好的多叶蔬菜作为原料进行加工制作，常见的有大白菜、芥菜、雪里蕻等。

3.豆类的保存

不同的豆类有不同的保存方法。以蚕豆为例：可用洗干净的可乐瓶、密封罐等容器保存。保存蚕豆的容器不能装得太满，要留一定空间，以保证种子可以进行微弱呼吸。装好豆粒后要用塑料薄膜将口封好，再盖盖子，置于通风阴凉处，可防蛀、防霉变。

此外，绿豆、红豆、蚕豆、豌豆等很容易生虫，难以长时间保存。可以在存放前将豆类倒入网篮中，连篮一起放入沸水中，搅拌半分钟，使豆子表面的虫子和虫卵被杀死，然后立即倒入冷水中，再将豆子放在阳光下暴晒干透，再装入罐中，并在最上层放几瓣大蒜。经过这样处理的豆子，发芽力和食用均不受影响，而存放时间却大大延长。

豆腐和豆浆等豆制品是富含蛋白质的食品。蛋白质是细菌的良好培养基，一旦加工过程中杀菌不彻底或受到污染，细菌在营养丰富的豆制品中会以成倍的速度迅速地繁殖，这就会对人体健康产生严重的损害，食入后会引起食物中毒。如果豆腐和豆浆放置在温度较高的环境中，时间一久就易腐败，一般在常温下也不易久存。夏季最好当天食用，春、秋、冬季存放最好也不要超过3天。工业化生产的盒装豆腐在2～8℃时，保质期为7天。工业化生产的袋装豆腐在5～10℃时，保质期为3天。

4.禽畜肉类的保存

禽畜肉类食品含有较高的蛋白质和酶类，非常适合微生物的生长和自身分解，容易变质腐烂。尤其是炎热的夏秋季节，必须使用适宜的保存方法，才能使肉类保持鲜美和保证营养价值。

常用的肉类保存方法有以下 4 种:

(1)低温保存

低温保存是禽畜肉类保存的常用方法。低温可以抑制微生物的生长繁殖及酶的分解作用,但是不能完全杀灭细菌。低温可以延缓肉中化学成分的变化,可以使肉制品维持较长时间的新鲜度,温度越低,肉类的保存时间就越长。

根据温度可将低温保存分为冷藏和冻藏两种。温度在 0℃ 时称为冷藏。温度降至 −20℃ 或者更低时称为冻藏。冻藏适合于食品物料的长期保存,其保存期从十几天到上百天。

禽畜肉类食品一般应选择动物屠宰或捕获后的新鲜状态进行冷藏。生鲜肉营养丰富,微生物生长繁殖快,若长久不食用需要低温冷冻保存,储存温度一般以 −18～−10℃ 为宜。肉类在家用冰箱中冰冻保存会发生一些缓慢的变化,使肉的品质发生一些改变,因此,生鲜肉的保存期一般不应超过半年。放入冰箱保存应注意防止二次污染,生熟食要分开放置,鲜肉应该用保鲜袋封装后放入冰箱。

低温对禽畜肉类食品的营养素破坏程度较小,能保持其鲜美,但放置时间过长会影响食物风味和品质。

(2)高温保存

高温保存是为了杀死肉中的腐败菌和有害微生物、抑制酶类活动的一种保存方法。

在禽畜肉类保存中有两种热处理方法,即巴氏杀菌和高温灭菌。

1)巴氏杀菌:把肉在低于 100℃ 的水或蒸汽中处理、使肉的中心温度达到 65～75℃,保持 10～30 分钟,经过巴氏杀菌处理后的肉需在低温下保存。

2)高温灭菌:在 100～121℃的温度下对肉类进行处理的灭菌方法,主要用于生产罐装的肉制品,如铁盒装的肉罐头、铝箔装的软罐头等。经过高温灭菌处理,基本可以杀死肉中存在的所有细菌及孢子,即使仍有极少量存活,也已不能生长繁殖,从而使肉制品在常温下可以保存半年以上而不变质。由于罐头内的微生物已被杀死,外界细菌又无法侵入罐头内,同时罐头内的空气已被排净,食品本身的营养成分也不至于被氧化,所以这种方法保存食品的时间较长。

(3)脱水干燥保存

脱水干燥保存是用晒干、炒干、烘干、晾干等方法,使肉类中的水分部分或全部脱出,保持干燥状态。由于缺乏水分,微生物难以繁殖,从而达到保存食品的目的。常见的禽肉类食品有肉干、肉脯、肉松制品等。

脱水干燥保存因受高温、阳光紫外线的照射,维生素易于被破坏,详见表 3-3。

表 3-3 鲜、干肉类中维生素含量比较表(毫克/100 克)

品　种	维生素 B_1		维生素 B_2		泛酸		维生素 C	
	鲜	干	鲜	干	鲜	干	鲜	干
鸡肉	0.05	0	0.09	0	5.6	0	0	0
鸭肉	0.07	0	0.13	0	6.3	0	0	0
猪肉	0.53	0	0.12	0	4.2	0	0	0

(4)腌制保存

腌制保存是在肉类中加入食盐,使其成为高渗以抑制或杀灭肉制品中的某些微生物,同时高渗环境也可减少肉制品中的含氧量,并抑制肉中酶的活性,从而达到食品保存的目的。常见的肉类腌制品有腌肉、咸肉、香肠、火腿等。

肉品在腌制过程中,蛋白质有一定量的损失。咸肉由于保存不当,脂肪组织可在空气、阳光等因素的作用下,发生水解和自身氧化,甚至发生酸败,致使营养价值降低。

由于加入食盐可使鲜肉中的水分析出,肉局部脱水,因此会导致部分水溶性维生素,如 B 族维生素的丢失,同时无机盐也有一定程度的损失。

5.鱼虾类的保存

鱼虾类都是高蛋白和高含水量的鲜活农产品,体表常沾有各种细菌,若无制冷设施,1 天就会失鲜变味,甚至发臭,不仅不能食用,还会造成食物中毒和环境污染。鱼体皮肤腺分泌的黏液内含氮素,氮素是很好的细菌培养基,污染的细菌大量繁殖,使鱼肉腐败变质。所以,鱼虾类的保鲜工作非常重要。利用天然冰和食盐保存鲜鱼古人就已

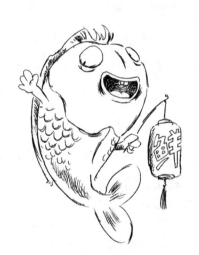

065

应用,用盐量为 15%～20%者咸味轻,未经发酵仍可作进一步加工,这点与盐腌法有区别。随着现代制冷技术及冷藏设备的发展、冰箱的普及,冷藏法已日益普遍。

鱼虾腐败变质后产生的有害物质和禽肉类食品基本相同,其保存方法与禽畜肉类相同。

6.蛋奶类的保存

(1)蛋类的保存

由于外界的影响,如搬运过程中碰压或撞击、蛋壳沾染污物而导致微生物侵袭,以及蛋自身的因素,如蛋壳的孔隙、胚胎的发育等都可促进蛋白质的变质。

1)蛋变质的原因。

①外伤造成的蛋变质:在搬运和保存过程中,由于碰压或撞击造成蛋壳和蛋黄膜破裂而降低原有的品质,加速蛋的腐败,导致蛋的保存期缩短。

②振动造成的蛋变质:振动容易使蛋的气室膜壁破坏,以致原来固定不动的气室成了可以来回流动的。此种蛋称为活仁蛋。活仁蛋的蛋黄膜也常遭破坏,常可形成散黄蛋,因此振伤的蛋品不宜继续保存。

③胚胎发育造成的蛋变质:蛋在 35～38℃ 的温度时,胚胎即能迅速发育。蛋的胚胎一经发育,其品质显著下降,加速蛋白质的变质。未受精蛋,是比较稳定的,但在温度过高的影响下和微生物的作用下也会变质。

2)蛋类保存的原则。

①避免外伤和振动:搬运和保存过程中避免碰压和撞击,减少振动。

②抑制胚胎发育:胚胎发育会降低蛋的品质,所以在蛋的保存中必须要想办法抑制胚胎发育。最好采用低温保存,尤其是在夏季,控制温度非常重要,如温度超过 23℃,就有胚胎发育的可能。

③抑制微生物的繁殖:蛋在放置过程中不可避免地会被各种微生物污染,污染过程视包装容器和存放地点的清洁程度而异。鲜蛋在保存时应尽量设法抑制这些微生物的繁殖,如对蛋壳进行消毒或低温保存等。

④保持蛋壳和壳外膜的完整性:蛋壳是蛋本身具有的一层最理想的天然包装材料。分布在蛋壳上的壳外膜可以将蛋壳上的气孔封闭,但这层膜很容易被水溶解而失去作用。所以,无论用什么方法保存鲜蛋,都应当尽量保持蛋壳和蛋壳膜的完整性。

3)蛋的保存方法:一般根据数量、保存时间及经济条件等来选择合适的保存方法。

①简易贮蛋法:可用谷糠、小米、豆类、草木灰、松木屑等与蛋分层共贮。其优点是简便易行,适于家庭少量短期保存鲜蛋。

其共同的要求是:容器和填充物要干燥、清洁。方法是在容器中放一层填充物,排一层鲜蛋,直到装满容器为止,然后加盖,置于干燥、通风、阴凉的地方存放。保存的蛋要新鲜、清洁、无破损、不受潮,每隔半个月或一个月翻动检查 1 次,一般可保存 5～6 个月。

②冷藏法:冷藏法是保存鲜蛋常用的一种方法。其操作简单、管理方便、保存效果好,保存期较长。

在 10℃的情况下,鸡蛋的胚胎在 37 天内不发育。在夏季应将鲜蛋保存在 0～4℃的冷藏室中。

③腌制保存法:用食盐腌制蛋,可以提高蛋品的渗透压,阻止胚胎发育和微生物生长,延长蛋的保存时间,同时改变蛋的风味,常见的有咸蛋和松花蛋两种。

咸蛋:主要用食盐腌制而成。具体方法是:盐泥涂布法,就是用食盐水加黄土搅拌成泥浆,均匀涂布在蛋上,加工制作咸蛋。咸蛋成熟所需时间,一般春秋季 35 天左右,夏季 20 天左右,冬季 55 天左右。咸蛋成熟后食用时,先将蛋取出洗净,煮熟即可食用。盐水浸泡法,就是用盐水浸泡腌制咸蛋。盐水浸泡法加工的咸蛋不宜久存,否则蛋壳上易出现黑斑。

腌制咸蛋的蛋白呈纯白色,质嫩,无斑点;蛋黄呈黄色,有油流出,蛋的咸味适中。

松花蛋:松花蛋又叫皮蛋,是我国一种传统的风味蛋。经过特殊的加工后,松花蛋会变得黝黑光亮,上面还有白色的花纹。

腌制松花蛋所需的材料有盐、茶以及碱性物质(如生石灰、草木灰、碳酸钠、氢氧化钠等)。松花蛋的颜色则是因蛋白质在强碱作用下,蛋白部分会呈现红褐色或黑褐色,蛋黄则呈现墨绿色或橙红色。

松花蛋较鲜蛋含更多矿物质,脂肪和总热量却稍有下降,它能刺激消化器官,增进食欲,促进养分的消化吸收,中和胃酸、清凉、调压,具有润肺、养阴止血、凉肠、止泻之功效。此外,松花蛋还有保护血管的作用。

(2)奶类的保存

奶类营养丰富,适宜细菌生长,容易变质腐败,一般采用低温法保存。牛奶不宜冰冻或放入热水瓶中保存。冰冻后,牛奶中的脂肪、蛋白质等物质都发生变化,解冻后又会出现蛋白质凝固沉淀和变质,营养价值随之下降。所以,保存牛奶以3℃左右为宜。

牛奶加温,倒进热水瓶中存放,奶中容易混入细菌,一旦细菌进入奶中,每隔20~30分钟就能繁殖一代,使牛奶很快变质。牛奶放置时间长了,也会因细菌的繁殖而变质,喝变质的牛奶,不但不会增加营养,反而会引起疾病。

在各类食品保存方法中,我们日常最常用到的方法是冷藏。冰箱已经成为人们生活中最普及的家电之一,但在使用冰箱对各类生熟食品进行保存时还存在不少误区,需要我们提高认识,科学地使用冷藏方法。

（三）食品冷藏的方法

冷藏往往是通过抑制食物中含有的微生物及各种酶

类的活力来防止食品腐败变质，以保持食品的新鲜度和营养价值的一种
保存方法。人们在生活当中通常使用冰箱来达到冷藏的目的。冷藏是
目前效果较好、保鲜时间较长、最普遍采用的食品保存方法。

1.熟食的冷藏方法

市场里的熟食冷藏的时候大多包裹一层保鲜膜，很多人认为这就是
层"保护膜"，买回家直接放到冰箱里就行了。事实上，应该把保鲜膜撕
掉后再储存。

目前，生产食品保鲜膜的原料主要有 3 种，分别是聚乙烯、聚氯乙烯
和聚二氯乙烯。市面上所售的大多数保鲜膜使用的原料是聚乙烯，由于
其在生产过程中不添加任何增塑剂，被公认为是最安全的。

然而，市场里用来包裹食品的保鲜膜也有可能使用聚氯乙烯材质。
这种保鲜膜为增加其附着力，含有名为乙基氨的增塑剂。该增塑剂对人
体内分泌系统会造成很大破坏，会扰乱人体的激素代谢，且极易渗入食
物，尤其是高脂肪食物。而市场里的熟食恰恰大多是高脂肪食物，经过长
时间的包裹，食物中的油脂极易将保鲜膜中的有害物质溶解，食用后会影
响人体健康。

因此，我们建议熟食冷藏的时候可以采取以下方法：

1)回家后就把保鲜膜撕掉，将食物用食品保鲜袋包装起来，再放进冰
箱。也可以将食物装在有盖的陶瓷或玻璃容器中；

2)如果是没有盖的容器,覆盖保鲜膜时,尽量别把食物装太满,以防接触到保鲜膜;

3)在菜还热的时候,也不要盖保鲜膜,因为那样会增加菜中维生素的损失。最好等菜完全冷却后,再盖保鲜膜放入冰箱冷藏。

一般来说,熟食在冰箱冷藏的时间不宜超过5～7天。细菌通常耐寒不耐热,在高温下会很快死亡。在冰箱的使用过程中,要长期保持冰箱的内部清洁卫生,生食和熟食要分开放,将冰箱内分区存放东西,熟食、剩菜等集中放置在冷藏室上层,生鲜鱼肉等放在冷冻室下层,以免生食污染了熟食。

2.生食的冷藏方法

低温保存可以阻止或减慢微生物的生长繁殖及酶的分解作用,但是低温不能完全杀灭细菌。低温保存根据保存的温度,分为冷藏和冷冻两种:温度在0℃时称为冷藏;温度降至−20℃或更低时称之为冷冻。生食主要分为:肉类、水产类、蛋类、蔬菜类。下面具体介绍生食的冷藏方法:

(1)肉类及水产品的冷藏方法

冷藏是肉类、水产类食品的最佳保鲜方法。此法对肉类及水产品的营养素破坏甚微,能够保持食品的鲜美。但是放置时间不宜过长,以免影响品质和滋味。肉类要盛在保鲜盒里放入冰箱进行冷藏。若冷藏得当,则肉质的鲜度、风味和营养价值不变。水产品最好先清洗拭干水分,盛在保鲜盒里,放入冰箱进行冷藏。如果当天或隔天就要食用的,可以放进冰箱冷藏室;超过2天以上才食用的,就要冷冻保存。冷柜或冰箱内要保持清洁,定期清理。

（2）蛋类的冷藏方法

蛋类要放入冰箱冷藏，冷藏温度一般为 0～4℃。放的时候要大头朝上，小头在下，这样可使蛋黄上浮后贴在气室下面，既可防止微生物侵入蛋黄，也有利于保证蛋品质量。一般蛋类可在冰箱中保鲜 20 天，保质期 1～2 个月为佳。

（3）蔬菜类的冷藏方法

蔬菜的低温冷藏方法可使其处于休眠状态，可阻止或减慢细菌的生长繁殖及自身的生理活动。夏秋炎热季节，新鲜蔬菜要放入冰箱进行低温冷藏，以防腐烂，保持蔬菜之鲜美，温度一般为 0～15℃。此法对蔬菜的营养物质破坏甚少，能保持原有的风味。

蔬菜含有丰富的水分、可溶性营养素及酶类，极容易腐烂，特别是夏秋炎热季节。要保持良好的品质，必须采用适宜的冷藏方法。

3.冰箱的正确使用方法

071

在食品冷藏的过程中，规范的冰箱使用方法也十分重要，具体的使用方法如下：

（1）区分层次，分开摆放

一般来说，冰箱门处温度最高，靠近后壁处温度最低；冰箱上层温度较高，下层温度较低；保鲜盒很少被翻动，又靠近下层，因此该处温度最低。按照温度从高到低的顺序可以把冰箱冷藏室分为几个区域：冰箱门架、上层靠门处、上层后壁处、下层靠门处、下层后壁处、保鲜盒。

1）适合放在冰箱门架上的有：包装但开了封、本身不会在 1～2 天内变坏的食品，如番茄酱、沙拉酱、芝麻酱、海鲜酱、奶酪、黄油、果酱、果汁等，以及鸡蛋、咸鸭蛋等蛋类食品。

2)适合放在上层靠门处的有：直接入口的熟食、酸奶、甜点等。储存这些食品时，应避免温度过低，并防止生熟食品交叉污染，所以不宜放在下层。

3)适合放在上层靠后处的有：剩饭菜、剩豆浆、包装豆制品等。由于这些食物容易滋生细菌，稍低于零度的温度最适合。

4)适合放在下层靠门处的有：各种蔬菜、水果，要用保鲜袋装好，以免因温度过低而冻坏。

5)适合放在下层靠后处的有：没有烹调熟，但又需要低温保存的食品，如水豆腐、盐渍海带丝等，以及有严密包装不怕交叉污染的食品，还有等着慢慢化冻的食品，适合存放在最冷的地方(下层后壁处)。

6)适合放在保鲜盒里的有冷藏肉、半化冻的鱼、海虾等海鲜类。保鲜盒既可起到隔离作用，避免交叉污染，又具有保温功效，避免频繁开关冰箱门产生的温度波动。

(2)巧妙保鲜，杜绝变质

吃剩下的食物一定要做好保鲜处理才能放进冰箱储存，否则很容易变质；但是，我们通常不会想到给刚刚采购回来的食物保鲜，因为它们的"变质"是我们不易察觉的。正是这种不易察觉的"变质"偷偷带走了食物的水分和有效的营养成分，让它们的口感和营养价值都大打折扣。

用来贮存和保鲜食物的主要有以下几种物品：

1)塑料袋：一般家庭会经常使用塑料袋装上食品，放进冰箱保存。但是普通的塑料袋无法密封食物，自然也就无法保持湿度，更不能阻挡气体的流动。不仅如此，很多塑料袋并不是食品专用的，可能含有有毒物质，危害人体的安全，故应尽量不用。

2)保鲜膜：合格的保鲜膜基本不含有害物质，并且能在一定程度上隔绝气体流通，防止水分流失，所以还是有一定的保鲜功能的。但是它的密封功能非常有限,所以保鲜的效果也不是非常好。

3)保鲜袋:食物保鲜袋使用起来比保鲜膜更方便,也更便于食物的取用。不过,它的密封功能与保鲜膜差别不大,甚至有时候还比保鲜膜略差一些。

4)保鲜盒:冰箱保鲜盒的使用已经越来越多了。保鲜盒底部应有简单的标识:材质树脂,耐最高温120℃,最低温−20℃。冰箱保鲜盒对食品保鲜大有好处,它可以保证人们将食品尽量隔离放置,防止交叉污染,而且它有效地解决了食物的保鲜问题,充分地利用了存储空间,是目前冰箱食物保鲜最有效和可靠的方法。

(3)识别品性,区别冷藏

冰箱给我们提供了极好的食品保存方法,但有些食物却不能进冰箱,另外有些食物冷藏的时间不宜过长,需要我们在选择保存方法的时候先进行识别。

土豆放进冰箱保存会在很大程度上影响口感,所以应放在没有阳光的室内保存;萝卜长期放在冰箱里颜色和味道都会受到影响;胡萝卜放在冰箱保存,其中的水分会冻干,影响质感,营养也会随之流失;西红柿经低温冷冻后,肉质呈水泡状,显得软烂,或出现散裂现象,表面有黑斑,煮不熟,无鲜味,严重的则酸败腐烂;火腿放入冰箱低温保存,其中的水分会结冰,脂肪析出,火腿肉结块或松散,肉质变味,极易腐败。

此外,冰箱并不是食品保鲜、储藏的保险柜。许多疾病正是由于吃了冰箱内不新鲜的或是被污染的食品所致。在冰箱里不恰当地将生熟食品混放会导致食品污染或变质,造成食品再污染。冰箱冷藏室的温度一般在0~5℃,该温度对大多数细菌的繁殖有明显的抑制作用,但是某些细菌,如大肠杆菌、伤寒杆菌、金黄色葡萄球菌等都依然很活跃,它们的大量繁殖自然会造成食品的变质,食用后可导致急性食物中毒。为了防止此现象发生,我们还应了解鉴别安全食品的基本知识。

(四)安全食品的鉴别

近年来我国食品产业发展快速,对经济增长的贡献率逐年加大,但同时由于准入门槛低,大量食品企业规模小、分布广、自身质量安全管理能力较低,使得我国现阶段食品安全问题时有发生。在经历了三聚氰胺奶粉、毒豇豆、皮革奶、地沟油、含瘦肉精的肉、染色馒头等事件后,食品安全再次成为政府与百姓的关注焦点,行政部门因此发文严厉打击食品非法添加行为。作为广大消费者,我们需要有一双能鉴别伪劣食品的"火眼金睛",在选购食品的时候一定将伪劣食品和可能会引起食物中毒的食品排除在菜篮子之外。

1.伪劣食品的鉴别

我们在前一章食物选购中已经介绍了由于保藏不当、超过保质期、包装材料等原因导致的食物品质下降的判别要点,本节针对目前食品市场上存在的不合理或非法使用食物添加剂及其他化学物质来改变食品性状,欺骗消费者的现象,介绍如何依靠人的感官和基本常识来识别伪劣食品。

首先,老百姓应该尽量到正规的市场或商店里购买食品。在选购有包装的食品时,应先检查商品标签、生产日期,并检查包装是否完整。在了解这些基本信息后,需要用我们的感官来判别食物品质,一般来说,应该特别警惕那些色、香、味和组织形态等性状有异常的食品。

（1）警惕颜色特别艳丽的食品：漂亮的外表里面可能隐藏着许多不为人知的秘密，这些秘密或许就能影响你的健康。例如，特别绿且光亮的海带很可能是用化学品加工过的；亮黄诱人的咸菜梗很可能是添加了色素；颜色特别鲜红的枸杞有可能是硫黄熏制的"毒枸杞"；雪白透亮、粒土未沾的蘑菇很可能用漂白粉泡过。

（2）警惕外形特别诱人的食品：特别粗壮的豆芽很可能是用化肥浸泡长大的，这些豆芽的根短、无根或少根，豆粒发蓝；像蜡果一样又大又红又亮的草莓很可能是用激素催化和色素促成的；肥厚雪白的凤爪、牛百叶等是用甲醛漂白和保鲜的；鲜亮无比的大米很可能是用矿物油抛光的。

（3）警惕口味特别浓郁的食品：香喷喷的大米可能添加了香精；甜蜜蜜的冬枣可能浸泡了糖精；从外观到味道都像牛肉却可能是普通的猪肉用食品添加剂"化妆"而成。

（4）警惕反季节食品：反季节蔬菜和水果往往是塑料大棚里种植，施化肥、洒农药，可能外加激素催熟的，如冬季的草莓、黄瓜、西红柿等。因此，一般选择当地当季的蔬菜类和水果类食物较为安全，以避免给健康带来隐患。

（5）警惕保质期长的食品：保质期过长的食品很可能不适当地添加了防腐剂。

2.食物中毒的防范

食物中毒包括细菌类食物中毒和有毒成分类食物中毒。它是指人摄入了含有生物性、化学性有毒有害物质的食物或错误地把有毒有害食物摄入后出现的非传染性的

10.伪劣食品的鉴别和食物中毒的防范

急性或亚急性疾病,属于食源性疾病的范畴。通常人们都是在不知情的状况下发生食物中毒,例如误食了毒蘑菇、吃了被细菌污染的食物等。

（1）细菌性食物中毒

细菌性食物中毒指因进食被细菌污染的食物而引起的急性中毒性疾病。

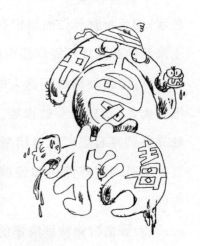

细菌性食物中毒分成以下两类:

1）感染型:感染型食物中毒是指细菌污染食品并在该食品上大量繁殖,达到中毒数量,这时大量活菌随食物进入人体,侵犯肠黏膜,引起胃肠炎症状,例如沙门菌属、变形杆菌属和副溶血性弧菌食物中毒。

2）毒素型:毒素型食物中毒是由于细菌在食品上繁殖并产生有毒的代谢产物,毒素随食物进入人体,经胃肠道吸收而发病,包括体外毒素型和体内毒素型两种。体外毒素型是指病原菌在食品内大量繁殖并产生毒素,例如葡萄球菌中毒、肉毒梭菌中毒。体内毒素型指病原体随食品进入人体胃肠道内产生毒素引起食物中毒,例如梭状芽孢杆菌食物中毒、大肠杆菌食物中毒等。

（2）有毒成分中毒

有毒成分中毒一般分为 3 类:动物性食物中毒、植物性食物中毒和化学性食物中毒。

1）动物性食物中毒:食入动物性中毒食品引起的食物中毒即为动物性食物中毒。动物性食物中毒主要有两种:一种是将含有有毒成分的动物或动物的某一部分误食引起中毒;另一种是食用了在一定条件下产生了大量有毒成分的动物性食物,如鲐鱼。近年来,我国发生的动物性食物中毒主要是河豚中毒，其次是鱼胆中毒。

2)植物性食物中毒:植物性食物中毒由进食有毒植物类食物引起，一般因误食有毒植物或有毒的植物种子或烹调加工方法不当,没有把植物中的有毒物质去掉而引起。植物性食物中毒主要有3种:其一,将含有有毒成分的植物或其加工制品作为食物,如桐油、大麻油等引起的食物中毒;其二,在食物的加工过程中,将未能去除或灭活的有毒成分的植物作为食物,如木薯、苦杏仁等;其三,在一定条件下,不当食用大量有毒成分的植物性食品,如食用鲜黄花菜、发芽马铃薯、未腌制好的咸菜或未烧熟的扁豆等造成中毒。最常见的植物性食物中毒为菜豆中毒、毒蘑菇中毒和木薯中毒,其中可引起意外的有毒蘑菇、马铃薯、银杏、苦杏仁和桐油等。植物性中毒大多没有特效疗法,对一些能引起死亡的严重中毒,应该尽早排弃毒物。

3)化学性食物中毒:化学性食物中毒主要包括3种,其一,误食被有毒害的化学物质污染的食品;其二,因添加非食品级的或伪造的或禁止使用的食品添加剂、营养强化剂的食品,以及超量使用食品添加剂而导致的食物中毒;其三,因保存等原因,造成营养素发生化学变化的食品,如油脂酸败造成中毒。食入化学性中毒食品引起的食物中毒即为化学性食物中毒。

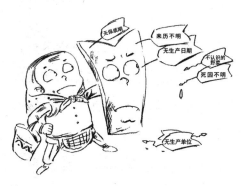

(3)食物中毒的预防措施

1)不要采摘、购买、加工和食用来历不明的食物、死因不明的畜禽或水产品,以及不认识的野生菌类、野菜和野果。

2)购买和食用定型包装食品

时,注意查看有无生产日期、保质期和生产单位。不要食用超过保质期的食品,建议不要购买散装白酒和植物油。

3)要做好自备水的防护,保证水质卫生安全;不要饮用未经煮沸的生活饮用水。

4)妥善保管有毒有害物品。农药、杀虫剂、杀鼠剂和消毒剂等不要存放在食品加工场所,以免被误食、误用。

5)加工、保存食物时要注意生、熟分开。

6)养成良好的个人卫生习惯,在烹调食物和进餐前要注意洗手;接触生鱼、生肉和生禽后必须再次洗手。

(五)转基因食物的安全

近年来,转基因食物的安全问题逐渐进入普通老百姓的视野,成为社会上关于食品安全方面争议最大的一个话题。究竟转基因食物是否安全? 专家和学者们各执一词,各有说法。普通民众有必要对转基因食物到底是什么,为什么要培植转基因作物,它的潜在危害可能有哪些等问题有所了解。

1. 转基因食物概述

通过导入外源基因对生物体的某一或某些性状进行改良的技术被称为基因修饰技术,通过基因修饰技术获得的含外源基因的生物称为转基因生物,包括转基因的各类型农作物和少量的转基因动物、微生物。以转基因生物为原料生产和加工的食品称为转基因食品。1973 年,Stanley Cohen 和 Herbert Boyer 两位科学家在烟草上进行转基因试验成功,产生了世界上第一例转基因烟草。1994 年,美国孟山都公司研制的转基因番茄食品 FlavrSavr 进入市场,转基因作物真正意义上进入了大众的视野。目前,转基因作物的种类主要包括转基因玉米、转基因水稻、转基因大豆、转基因西红柿、转基因土豆、转基因油菜、转基因小麦等。

2. 转基因食物的利弊

(1)转基因食物之"利"

由于转基因生物人为地加入了一些外来基因,其产量、抗虫性、品质得到了提升。自转基因生物问世以来,其在解决粮食需求、增加农民收入、提高农业综合生产能力方面发挥了重要作用,比如说有些作物增加了抗虫或者抗病的基因,因此在种植的时候可以少用甚至不用农药,从而减少了农药残留。另一方面,相对传统农作物,转基因农作物的营养更全面,而且可以携带一些有保健和治疗价值的基因。比如说,转基因土豆相对普通土豆支链淀粉的含量更高,生物碱含量更低,而且可以抗病毒和薯虫侵害。

(2)转基因食物之"弊"

转基因食物虽然有很多优势,给人们带来了巨大的社会经济效益,但其安全性仍存在争议。

1)食用安全性:转基因食品含有外源基因,很多消费者担心基因重组会影响生物自然生长和传播过程,以及这些外来基因可能会对人体产生直接的毒性作用。有一些专家也认为转基因食物在给人们带来预期效果的同时也可能增加食物中原有的微量毒素的含量使其毒性增大,如木薯和利马豆的氰化物、豆科的蛋白酶抑制剂等,对人体产生毒性。他们认为,转基因食物中外源基因的插入,可能使不表达的基因被激活,产生新的毒素。但也有专家认为这些外源性基因与常规食品中的 DNA 在

079

化学本质上没有什么差异,均由 4 种碱基组成,进入消化道的 DNA 会被降解,故长期食用对人体并无毒害作用。这些专家还认为,由于转基因食品中的外源基因与常规食品中的 DNA 数量相比量很少,故其作用也是微不足道的。

2)过敏风险:由于转基因食物中外源基因的表达,使得该食物含有新的蛋白质,会对过敏人群造成不利的影响。1996 年,为了增加大豆中的含硫氨基酸,美国的种子公司把巴西坚果中的 2S 清蛋白基因转入大豆,结果一些对巴西坚果过敏的人对转基因大豆产生了过敏反应。因此,即使转基因食品通过了安全性评价,对某些高敏感人群也可能存在一定的致敏性。其次,由于转基因制品中插入新的外源性基因可能激活或者抑制宿主基因,使其特定蛋白质过度表达或过低表达。如果宿主作物含有已知致敏蛋白质,则存在致敏原水平升高的可能性,使已存在的过敏反应加剧。

3)营养品质改变问题:转基因食物中插入基因的效应无法完全预测,外源基因对食物的营养价值的改变作用也难以完全预料,若转基因食物中蛋白质组成发生了改变,能否被人体有效地吸收利用? 能否保证人体的营养平衡? 是否由于基因突变而导致蛋白质产物的表达性状发生改变,降低了某些营养成分的水平? 目前食品科学家尚无法对转基因食物的营养变化进行预测。虽然目前还没有转基因食品对营养品质改变的负面报道,但存在这个安全隐患。

3. 转基因食物的鉴别

目前,我国批准的有转基因生产应用安全证书的作物有棉花、水稻、玉米和番木瓜。其中,只有棉花和番木瓜可进行商业化种植,其余作物只用于科研,并不能马上进行商业化种植。我国批准进口用作加工原料的转基因作物有大豆、玉米、油菜、棉花和甜菜。这些食品必须获得我国的安全证书才能进口。

超市里能见到的转基因食物有某些品牌的大豆油、色拉油、调和油等,而目前花生油均是非转基因植物油。一般转基因植物油的油桶上会标识含有转基因成分,如"转基因××食品"或"以转基因××为原料"等字样。消费者在购买时可注意查看这些标识。

虽然目前没有发现转基因食物对人类健康有害的案例,但因为它进入人类食谱的时间还不长,其潜在危害在短时间内不会表现出来。到目前为止,人类长期食用是否安全仍然是一个疑问,而科学界对此也没有达成共识。到现在为止还没有足够的科学手段去评估转基因生物及食物的风险,因而转基因食物是否安全还有待科学家进一步的研究。

(六)食品营养标签与食品添加剂

1.解读食品营养标签

食品营养标签是让消费者直观了解食品营养成分、功能的有效方式,是食品的"身份证"。消费者应该读懂食品营养标签,利用食品营养标签更好地为自己选购商品。

13.食品营养标签

从 2013 年 1 月 1 日开始正式实施《食品安全国家标准预包装食品营养标签通则》(GB 28050—2011),至此预包装食品的营养标签开始在国内强制执行,这对于宣传普及食品营养知识和规范企业正确标识营养标签都有十分重要的意义。

近年来,人为添加非食用物质造成的食品安全事件不断发生,比如"苏丹红""三聚氰胺""瘦肉精"事件,由于消费者的误解,引发了人们对于食品添加剂的极大恐惧。因此,正确认识食品添加剂十分重要。

(1)预包装食品

2012年4月20日开始执行的《食品安全国家标准预包装食品标签通则》(GB 7718—2011)和2015年10月1日实施的最新的《食品安全法》中第一百五十条都定义了预包装食品,即"预先定量包装或者制作在包装材料和容器中的食品"。

食品营养标签只针对预包装食品强制执行。有关预包装食品的定义主要来自《食品安全法》和《食品安全国家标准预包装食品标签通则》(GB 7718—2011)。

其中GB 7718—2011做了进一步的明确,提出"本标准适用于直接提供给消费者的预包装食品标签和非直接提供给消费者的预包装食品标签","不适用于为预包装食品在储藏运输过程中提供保护的食品储运包装标签、散装食品和现制现售食品的标识"。

因此,我们可以看到所谓预包装食品具有两个根本的特征,首先是"预先定量",其次是"包装或者制作在包装材料和容器中"。同时具备这两个特征的加工食品就是预包装食品。任何一个特征不具备,则不成为预包装食品。

我们在超市买到的散装大米,对于生产企业出厂的时候,是属于预包装食品,比如100千克/袋,生产企业应当按照GB 7718和GB 28050的规定标注信息,但是到了超市等流通环节后,大米就不再"预先定量"而转化为散装食品,就不属于上述标准的强制执行范围。这时我们买到的产品看不到食品规格、净含量、生产日期、保质期和储存条件等信息,更不要说营养成分表了。

(2)食品营养标签

按照 GB 28050—2011 的定义,食品营养标签指预包装食品标签上向消费者提供食品营养信息和特性的说明,包括营养成分表、营养声称和营养成分功能声称。营养标签是预包装食品标签的一部分。

营养成分表是食品营养标签的重要组成部分,是规范性表格,内容包括能量和营养成分名称、含量和占营养素参考值百分比(NRV%)。我国标准强制要求标出的是"1+4",即能量、蛋白质、脂肪、碳水化合物和钠。能量及核心营养素用加粗的方式使其醒目,如表 3-4 所示。

表 3-4 营养成分表

项目	每 100g	NRV%
能量	1823kJ	22%
蛋白质	9.0g	15%
脂肪	12.7g	21%
碳水化合物	70.6g	24%
钠	204mg	10%
维生素 A	72mgRE	9%
维生素 B_1	0.09mg	6%

注:摘自《预包装食品营养标签通则》(GB 28050—2011)问答

国际组织和许多国家都非常重视食品营养标签,国际食品法典委员会(CAC)先后制定了多个营养标签相关标准和技术文件,大多数国家制定了有关法规和标准。特别是世界卫生组织/联合国粮农组织(WHO/FAO)的《膳食、营养与慢性病》报告发布后,各国在推行食品营养标签制度和指导健康膳食方面出台了更多举措。世界卫生组织（WHO）2004年调查显示，74.3％的国家有食品营养标签管理法规。美国早在1994年就开始强制实施营养标签法规，我国台湾省和香港特别行政区也已对预包装食品采取强制性营养标签管理制度。部分国家和地区核心营养素种类见表3-5所示。

表3-5　部分国家和地区核心营养素种类

国家或地区	能量＋核心营养素
国际食品法典委员会	1＋6：能量、蛋白质、可利用碳水化合物、脂肪、饱和脂肪、钠、总糖
美国	1＋14：能量、由脂肪提供的能量百分比、脂肪、饱和脂肪、胆固醇、总碳水化合物、糖、膳食纤维、蛋白质、维生素A、维生素C、钠、钙、铁、反式脂肪酸
加拿大	1＋13：能量、脂肪、饱和脂肪、反式脂肪（同时标出饱和脂肪与反式脂肪之和）、胆固醇、钠、总碳水化合物、膳食纤维、糖、蛋白质、维生素A、维生素C、钙、铁
澳大利亚	1＋6：能量、蛋白质、脂肪、饱和脂肪、碳水化合物、糖、钠
马来西亚	1＋4：能量、蛋白质、脂肪、碳水化合物、总糖
新加坡	1＋8：能量、蛋白质、总脂肪、饱和脂肪、反式脂肪、胆固醇、碳水化合物、膳食纤维、钠
日本	1＋4：能量、蛋白质、脂肪、碳水化合物、钠
中国台湾	1＋6：能量、蛋白质、脂肪、饱和脂肪、反式脂肪、碳水化合物、钠
中国香港	1＋7：能量、蛋白质、碳水化合物、总脂肪、饱和脂肪、反式脂肪、糖、钠

随着我国食品产业的不断发展和消费者对知情权的日益重视，我国强制标出的核心营养素将越来越丰富。

参考国际上实施营养标签制度的经验，营养标签标准中规定了可以豁免标识营养标签的部分食品范围。鼓励豁免的预包装食品按本标准要求自愿标识营养标签。豁免强制标识营养标签的食品如下：

①食品的营养素含量波动大的，如生鲜食品、现制现售食品。

②包装小，不能满足营养标签内容的，如包装总表面积≤100平方厘米或最大表面积≤20平方厘米的预包装食品。

③食用量小、对机体营养素的摄入贡献较小的，如饮料酒类、包装饮用水、每日食用量≤10克或10毫升的。

符合以上条件的预包装食品，如果有以下情形，则应当按照营养标签标准的要求，强制标注营养标签：

①企业自愿选择标识营养标签的。

②标签中有任何营养信息（如"蛋白质≥3.3%"等）的，但是相关产品标准中允许使用的工艺、分类等内容的描述，不应当作为营养信息，如"脱盐乳清粉"等。

③使用了营养强化剂、氢化和（或）部分氢化植物油的。

④标签中有营养声称或营养成分功能声称的。

2. 认识食品添加剂

14. 认识食品添加剂

（1）食品添加剂的定义

为改善食品的品质和色、香、味，以及为防腐、保鲜和加工工艺的需要而加入食品中的人工合成或者天然物质称为食品添加剂，包括食品用香料、胶基糖果中基础剂物质、食品工业用加工助剂。

食品添加剂使用时应符合以下基本要求：不应对人体产生任何健康危害；不应掩盖食品腐败变质；不应掩盖食品本身或加工过程中的质量缺陷或以掺杂、掺假、伪造为目的而使用食品添加剂；不应降低食品本身的营养价值；在达到预期效果的前提下尽可能降低在食品中的使用量。

（2）食品添加剂的功能

食品添加剂在现代食品工业中起着举足轻重的作用，其主要的功能是：改善和提高食品色、香、味及口感等整体感官的指标而保持和提高食品的营养价值；防止食品腐败变质和延长保质期，维护食品安全；改善食品色、香、味、形，提高食品的质量和档次；改进食品加工条件；满足不同人群的需要，调整人体健康水平，促进食品工业良性发展等。

根据《食品安全国家标准食品添加剂使用标准》（GB 2760—2014），中国的食品添加剂共分为 22 大类，包括酸度调节剂、抗结剂、消泡剂、抗氧化剂、漂白剂、膨松剂、着色剂、护色剂、乳化剂、酶制剂、增味剂、面粉处理剂、被膜剂、水分保持剂、防腐剂、稳定和凝固剂、甜味剂、增稠剂、食品用香料、胶姆糖基础剂、食品工业用加工助剂和其他。

食品添加剂能改善食品品质和色香味，延长食品存储时间，包括人工合成化合物或者天然物质。只要遵循每一种食品添加剂的使用范围和使用量，不论是天然的食品添加剂还是人工合成的食品添加剂都十分安全。

（3）食品添加剂相关食品安全事件

1）非法添加物和食品添加剂

我国在食品添加剂的申报批准、生产和使用上都有严格程序和标准。食品添加剂审批材料必须包括经过省级以上卫生行政部门认定的检验机构出具的毒理学安全性评价报告。对于批准的品种，严格规定了它们的检测方法、使用范围、使用量。最近几年发生的食品质量安全事件，如"苏丹红事件"和"三聚氰胺事件"，引起了人们对食品添加剂的极大恐惧。于是很多人误认为凡是含有食品添加剂的食品就不太安全，使用后可能会对健康造成影响。实际上，其问题并不在于食品添加剂本身，而在于食品生产加工过程中非法使用了非食品添加剂，还有就是超范围、超限量使用食品添加剂。在我国，只有列入《食品安全国家标准食品添加剂使用标准》(GB 2760—2014)中的产品才可以被称为食品添加剂，除此之外均称为非法添加物。在社会上引起食品安全问题的往往是一些严禁在食物中使用的非法添加物，如有所闻的苏丹红、三聚氰胺、瘦肉精等。

2)标准修订历程

现在我国关于食品添加剂的使用主要通过《食品安全法》和食品添加剂有关标准进行管理。我国政府早在 1977 年就制定了《食品添加剂使用卫生标准(试行)》(GB 50—1977)。此后，于 1981 年制定了《食品添加利使用卫生标准》(GB 2760—1981)，并于 1986、1996、2007、2011、2014 年进行了多次修订。最新的 GB 2760—2014 于 2015 年 5 月 24 日开始实施，增加了国家卫计委近年来发布的对食品添加剂的规定，将食品营养强化剂和胶基糖果中基础剂物质及其配料名单调整由其他相关标准进行规定，对部分食品添加剂品种及使用规定进行了调整，修改了食品工业用加工助剂品种及使用规定，还对香精香料的品种和使用进行了调整。

3)食品添加剂相关食品安全事件回顾

● 染色馒头事件。相关部门检出某公司生产的馒头等成品和原料中柠檬黄和甜蜜素超标，已销售到多家超市。柠檬黄属于 GB 2762 里允许的着色剂，被批准用于很多食品中，比如果酱等。馒头属于 GB 2762 中的 06.03.02.03 发酵面制品，规定不允许添加柠檬黄，属于食品添加剂超范围使用。甜蜜素属于 GB 2762 里常用的甜味剂，虽然甜度是蔗糖的 30～40 倍，但不允许加入馒头中，属于超范围使用食品添加剂。

● 瘦肉精事件。某地养猪场采用违禁动物药品瘦肉精饲养生猪，有毒猪肉流入济源××食品有限公司。事件经相关媒体曝光后，引发广泛关注。瘦肉精的正式名称是盐酸克仑特罗,简称克仑特罗,曾经作为药物用于治疗哮喘等疾病。瘦肉精不属于食品添加剂,属于食品中非法添加物。食品中非法添加物还包括吊白块、硼砂、甲醛、罂粟壳、工业明胶、三聚氰胺等。

● 苯甲酸超标事件。国家食品药品监督管理总局公布的抽检信息中,某公司生产的兰花萝卜(腌制脱水菜)中苯甲酸及其钠盐(以苯甲酸计)检出值为 3.5 克/千克,比标准规定(不超过 1.0 克/千克)高出 2.5 倍;山梨酸及其钾盐(以山梨酸计)检出值为 1.6 克/千克,比标准规定(不超过 1.0 克/千克)高出 60%。苯甲酸是一种食品添加剂,《食品安全国家标准食品添加剂使用标准》(GB 2760—2014)中规定,苯甲酸及其钠盐可以在饮料、调味品、蜜饯、腌渍蔬菜等食品中作为防腐剂适量使用,其中在腌渍蔬菜中的最大使用量是 1.0 克/千克;山梨酸及其钾盐也是准许使用的食品添加剂,它的功能主要是防腐,另外还可以作为抗氧化剂和稳定剂在食品中使用,在腌渍蔬菜中的最大使用量为 1.0 克/千克。上述均属于食品添加剂超量使用。

近年来,由于出现多起食品安全事故,引起消费者误解。部分食品企业为追求经济利益,利用消费者对食品添加剂的忧虑心理,把"不添加或不含有食品添加剂""不含防腐剂""不添加香精""不添加色素"等作为炒作噱头。食品添加剂不是有毒有害的物质,被誉为现代食品工业的"灵魂",人们不应该"谈食品添加剂色变",甚至认为从事食品添加剂生产是非法的。政府也应大力开展食品添加剂的科普宣传,使消费者更了解食品添加剂的真正含义,正确认识和使用食品添加剂。

(丁悦敏,金凯,叶辰阳,孙仲鑫,张若培,吴定亭)

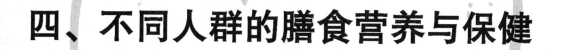

四、不同人群的膳食营养与保健

"民以食为天"，每天人都要吃东西，如何吃得科学、营养，是当代人提高身体素质和健康长寿的关键。合理的膳食可以满足人体对各种营养素的生理需求，能防止营养不良问题的发生，提高人们的生活质量，对保持身体健康有着重要的意义。

（一）婴幼儿喂养

我国每年出生的新生儿约 2000 万，他们是国家的未来。如何使他们在婴幼儿时期健康成长，拥有健康身体，发育良好的智力，是所有家长的心愿。尤其是婴幼儿时期的营养，直接关系到孩子将来一生的生长发育和智力发展。

1.婴儿营养需求与喂养要点

"婴儿期"是指小儿出生后，度过 28 天的新生儿期，自 28 天起至一周岁的生长发育阶段。婴儿在这个时期，生长发育迅速，代谢旺盛，如何为孩子提供丰富的营养及均衡的膳食，就显得尤为重要。

（1）婴儿的营养需求

在生命最初几个月里，婴儿的生长发育是十分迅速的。到一周岁时，小儿的身长约为出生时的 1.5 倍，体重可增加至出生时的 3 倍左右。然而，这一阶段婴儿身体内的各个系统仍未发育完整，特别是消化系统，所以婴儿时期因消化不良而引起的腹泻、呕吐等是造成婴儿营养不良的主要原因。

表 4-1　婴儿每日主要营养素需要量

种类	0～6 个月需要量	7～12 个月需要量
能量	90 千卡每千克体重	80 千卡每千克体重
蛋白质	9 克	20 克
脂肪	占能量来源总量的 48%	占能量来源总量的 40%
钙	200 毫克	250 毫克
铁	0.3 毫克	10 毫克
锌	2.0 毫克	3.5 毫克
维生素 A	300 毫克	350 毫克
维生素 D	10 微克	
维生素 B_1	100 微克	300 微克
维生素 B_2	400 微克	500 微克
烟酸	2 毫克	3 毫克
维生素 C	40 毫克	
维生素 E	3 毫克	4 毫克

注:引自中国营养学会.中国居民膳食指南 2016[M].北京:人民卫生出版社,2016.

1)母乳喂养的营养需求:母乳对于婴儿来说是最好的天然食品,母乳中含有丰富的蛋白质、抗体、微量元素、多不饱和脂肪酸等所有人类生命发育早期需要的营养素,尤其以母体分娩后 5 天内的"初乳"最为珍贵。"初乳"可以保护婴儿防御感染,帮助婴儿建立完整的初级免疫系统。

2)人工喂养的营养需求:由于各种各样的原因,在不能用母乳喂养,或者母乳量不够以致无法保证婴儿的喂养等情况下,就需要"人工喂养"。目前最普遍的人工喂养方法就是使用配方奶粉。

（2）婴儿的喂养要点

1）母乳的喂养要点：一般每次喂哺时间持续 10～15 分钟，喂哺结束后应将婴儿竖抱并轻轻拍背数分钟。母亲则应在每次哺乳后做好乳头的清洁工作，保护乳头，防止乳头破损而引起乳腺的感染。母乳喂养可在持续 6 个月后开始减少喂奶的次数，并同时添加牛奶或奶粉等其他辅助食品，10～12 个月时可以断乳。如果条件允许，可持续喂奶至 2 岁。

2）人工喂养的要点：人工喂养可每天分 6～8 次进行，随着婴儿的生长逐渐减少喂养次数。还应特别注意，人工喂养的婴儿应当在每日的喂养过程中供给足够的水分，可以通过稀释鲜奶，或在冲泡奶粉的过程中多加水来实现。

3）逐渐增加辅食：当婴儿长到 4～6 个月时，单纯进食母乳、配方奶粉、果汁等液体食物已不能满足婴儿对能量和营养素的需求，所以在这个阶段必须注意的就是逐渐添加固体的辅食。首先可以从较软的食物开始，如蛋黄、米糊、鱼泥、菜泥等，以 5～7 天为一个适应周期添加一种新的辅食。在孩子 6 个月之后，增加一些肝泥、肉末、豆腐作为辅食，以此保证婴儿快速生长所需要的优质蛋白，为顺利度过断奶过渡期做好准备。

在增加辅食的过程中，父母必须密切关注婴儿食用新的辅食后的综合反应，如发生严重的过敏反应或消化不良等症状，如出现呕吐、腹泻、哮喘、红疹等应及时就医。

2.幼儿营养需求与喂养要点

小儿出生后，自 1 周岁至 3 周岁的这两年时间称作"幼儿期"。这个时期的幼儿将经历断奶过渡期，主食开始由液体慢慢转变为固体。要确保孩子健康快乐地成长，同时更加聪明伶俐，那么幼儿期良好的饮食习

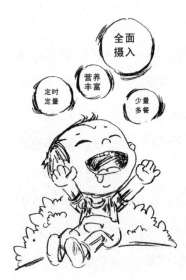

惯和饮食模式的建立,将使孩子受益终身。

(1)幼儿的营养需求

幼儿期孩子的生长发育速度虽然已不如婴儿期,但是仍然相当迅速。幼儿每日主要营养素需要量详见表4-2。积极地调整饮食搭配,做到全面摄食、营养丰富、定时定量、少量多餐、细嚼慢咽、特别要保证优质蛋白的供给,将帮助幼儿这个阶段在身心两方面的健康成长。

蛋白质作为人体主要的成分之一,在脑部发育中起着关键的作用。畜肉、禽肉、豆制品、蛋奶类、坚果中都含有丰富的优质蛋白。除蛋白质之外,随着幼儿活动量的增加,应适量地增加幼儿碳水化合物的摄入,较易消化的面条、米饭、土豆、粥等都是不错的选择。乳牙、骨骼的生长则需要更多的钙,以100毫升牛奶可以提供100毫克钙来计算,幼儿每天需要600～700毫克钙,需对应摄入600～700毫升牛奶。

表4-2　幼儿每日主要营养素需要量

种类	1～2岁需要量		2～3岁需要量	
	男	女	男	女
能量	900千卡	800千卡	1100千卡	1000千卡
蛋白质	25克			
脂肪	占能量来源总量的35%			
碳水化合物	占能量来源总量的50%～65%			
钙	600毫克			

（续表）

种类	1～2岁需要量		2～3岁需要量	
	男	女	男	女
铁	9毫克			
锌	4毫克			
维生素A	310微克			
维生素D	10微克			
维生素B_1	600微克			
维生素B_2	600微克			
烟酸	6毫克			
维生素C	40毫克			
维生素E	6毫克			

注：引自中国营养学会.中国居民膳食指南2016[M].北京：人民卫生出版社，2016.

动物肝脏、新鲜肉类、蛋黄含有丰富的铁，可以减少幼儿缺铁性贫血的发病率。锌可以帮助孩子增加食欲，促进幼儿生长发育，提高免疫功能。锌最好的食物来源是牡蛎、扇贝类，其次还可以选择动物内脏、坚果类（花生、核桃、杏仁等）、蛋类、豆类。

（2）幼儿的喂养要点

1）营养齐全、搭配合理：以谷类食品为主食，同时搭配蔬菜、乳制品、蛋奶类、鱼禽肉类，在餐后配给摄入各种颜色的水果，为幼儿提供全面而丰富的营养。幼儿的胃肠道娇嫩，在为幼儿烹饪食物时，应易于咀嚼，便于消化，烹饪食物要清淡，避免过多的油、糖、盐等调味品，以利于消化吸收。适量的薯类可以补充因幼儿食物过于精细而缺少的膳食纤维，但是切忌过多，以免导致消化不良。另外，由于幼儿的胃容量有限，故每次进食量不要多，父母可采取"少量多餐"的方法给幼儿喂食，一般一天以4～

5次为宜。

2)培养良好的饮食习惯:从幼儿期开始,小儿对食品的选择种类开始增加,零食自然成为所有选择中常见的一种。市面上流行的各种小零食,外形漂亮,加上幼儿喜爱的口感,往往会促使幼儿形成一种爱吃零食的习惯。但大多数零食都是高糖、高热量、低蛋白、低维生素的,切记绝不可让零食"反客为主",取代小儿的主餐,从而养成不良的饮食习惯。

父母应该以身作则,做到饭前洗手,吃饭时不看电视、报纸、手机,并为幼儿进食创造一个安静、健康、舒适的进餐环境。父母也可安排同龄幼儿一起进食,制造"争食"的效应,激起幼儿的食欲。

避免让幼儿进食坚硬的小粒的食物(如花生、玉米、豆子等)以免发生食物吸入气管而导致窒息意外。更应提醒的是,幼儿阶段的孩子最好不要食用或减少食用果冻等类似胶冻状食物。父母在为幼儿提供合理膳食的基础上,更应考虑到食物的安全性,真正做到让幼儿吃得安全、吃得健康。

(二)儿童青少年膳食营养

儿童自3岁起,开始接受来自家庭外部的正规教育。 15.儿童营养需求
父母在孩子儿童时期成长的过程中,要保证儿童充足的营养,使他们拥有更强壮的身体和更出色的表现,并为即将到来的青春期创造一个良好的生理和心理条件。

1.儿童营养需求与膳食特点

儿童期是指从 3 周岁起,直到青春期开始(10~12 岁)的时间段。这个阶段的孩子智力水平快速增长,神经系统发育逐渐成熟。儿童又可以分为学龄前儿童和学龄后儿童,主要以进入小学学习的时间作为分界点。

(1)儿童的营养需求

1)正常儿童身高和体重:父母在给孩子进行合理膳食搭配前,要了解孩子的生长发育状态,在初步掌握儿童身体的生长发育状态后,再进行针对性的营养补充则显得更为科学。表4-3提供了 3~10 岁正常儿童身高和体重参考值。

表 4-3　3~10 岁儿童身高和体重对照表

年龄	体重(千克)		身高(厘米)	
	男	女	男	女
3 岁	13.0~16.4	12.6~16.1	91.1~98.7	90.2~98.1
3.5 岁	13.9~17.6	13.5~17.2	95.0~103.1	94.0~101.8
4 岁	14.8~18.7	14.3~18.3	98.7~107.2	97.6~105.7
4.5 岁	15.7~19.9	15.0~19.4	102.1~111.0	100.9~109.3
5 岁	16.6~21.1	15.7~20.4	105.3~114.5	104.0~112.8
5.5 岁	17.4~22.3	16.5~21.6	108.4~117.8	106.9~116.2
6 岁	18.4~23.6	17.3~22.9	111.2~121.0	109.7~119.6
7 岁	20.2~26.5	19.1~26.0	116.6~126.8	115.1~126.2
8 岁	22.2~30.0	21.4~30.2	121.6~132.2	120.4~132.4
9 岁	24.3~34.0	24.1~35.3	126.5~137.8	125.7~138.7
10 岁	26.8~38.7	27.2~40.9	131.4~143.6	131.5~145.1

2)学龄前儿童营养需求：学龄前儿童活泼好动，体内新陈代谢旺盛，身体和大脑快速生长发育，因此儿童期的孩子对于营养的要求相对高于成人。随着儿童的生长，主餐的食物也越来越接近成人。不过，儿童毕竟不是成人，完全和成人进食同样的食物是无法满足儿童的营养需求的。所以，家长还是要多为孩子考虑，搭配符合儿童营养需求的膳食。

学龄前儿童的生长发育离不开甲状腺素的调节，而碘是合成甲状腺素的原料，进食海带、海鱼、紫菜、虾皮等可以保证碘的摄入水平，但不宜过量。让孩子多进行户外的活动，多晒晒太阳，有利于维生素 D 的活化，帮助钙的吸收，帮助儿童拥有强健的骨骼。

3)学龄后儿童营养需求：儿童进入学校后，中餐一般是在学校吃的，家长应在准备早餐和晚餐时注意膳食营养的合理搭配和补充。

"一日三餐"中，早餐是最重要的，营养丰富的早餐可以为孩子提供一天充沛的活力。牛奶、鸡蛋可以为孩子提供丰富的蛋白质。面包、面条中所含的碳水化合物则可以提供充足的能量，保证孩子一上午的学习用脑和体育活动所需。早餐还可以选择炒饭、饺子、馄饨、肉包等。晚餐要容易消化，干稀搭配，荤素齐全，可以选择米饭、瘦肉、蛋鱼、蔬菜等，但要防止过于油腻。表 4-4 列出了儿童每日主要营养素的需要量。

表 4-4　儿童每日主要营养素的需要量

种类	学龄前儿童		学龄后儿童	
	男	女	男	女
能量	1250～1400 千卡	1200～1250 千卡	1500～2050 千卡	1350～1800 千卡
蛋白质	30～35 克		40～60 克	40～55 克
脂肪	占总能量的 20%～35%		占总能量的 20%～30%	

(续表)

种类	学龄前儿童		学龄后儿童	
	男	女	男	女
碳水化合物	占总能量的50%～65%			
钙	600～800毫克		1000～1200毫克	
铁	9～10毫克		13～15毫克	13～18毫克
锌	4～5.5毫克		7～10毫克	7～9毫克
碘	90微克		90～110微克	
维生素A	310～360微克		500～670微克	500～630微克
维生素D	10微克			
维生素B$_1$	600～800微克		1000～1300微克	1000～1100微克
维生素B$_2$	600～700微克		1000～1300微克	1000～1100微克
维生素C	40～50毫克		65～90毫克	

注:引自中国营养学会.中国居民膳食指南2016[M].北京:人民卫生出版社,2016.

(2)儿童的膳食特点

1)学龄前儿童膳食特点:孩子进入幼儿园后,大多数父母回到了生孩子以前的工作状态,在这个衔接过程中,就很容易造成学龄前儿童的营养不良。营养不良可以分为两种状态:一种是传统概念上的营养不良;另一种则为营养过剩。后一种也是造成现在社会上"小胖子现象"的主要原因。家长除了腾出时间来精心为孩子准备餐点之外,还可以充分发挥幼儿园老师的能动作用,积极与老师沟通孩子在饮食习惯上存在的问题,通过老师的引导教育来纠正孩子的挑食和偏食不良习惯。

2)学龄后儿童膳食特点:学龄后儿童较学龄前儿童最大的一个特点就是他们开始"用脑",上课、做作业对于儿童来说都是脑力劳动。从此开始,有些家长会觉得应该给孩子补补营养,而购买各种补品,让孩子坚持服用。这样做可能会造成儿童营养过剩,容易引起肥胖,更严重的是某些补品可能会使青春期提前到来,导致"性早熟",对儿童今后的生长发育产生不良的影响。因此,提倡以食物补充为主,在必须补充营养时应在专业的医生和营养师指导下进行。

合理的膳食搭配,充足的营养,良好的饮食习惯,适量的体育运动,再结合家长和老师的正确指导教育,一定可以帮助儿童期的孩子茁壮、健康、快乐地成长。

2.青少年营养需求与膳食特点

孩子开始发育,进入"青春期",这一特殊时期称为青少年。这一时期是儿童到成人的"过渡时期",从 11～12 岁开始,一直持续到 17～18 岁。青春期对孩子的体格成长、智力发育、人格完善来说都是一个黄金时期,对未来孩子成人后的生活学习起到关键作用。

(1)青少年的营养需求

1)青春期的营养需求:青春期首先要做到供给青少年全面充分的营养素,这个时期的孩子生长发育迅速,是除了婴儿期的"第二次生长发育高峰"。青少年对营养素的需求远远超过成人,是人类对营养素需求量最大的时期,因此也是对体内营养素含量最敏感的时期。因此,青少年对能量、蛋白质、铁、钙、维生素的需求量均很高。表 4-5 列出了青少年每日主要营养素的需要量。

表 4-5　青少年每日主要营养素的需要量

种类	男	女
能量	2500 千卡	2000 千卡
蛋白质	75 克	60 克
脂肪	占总能量的 20%～30%	
碳水化合物	占总能量的 50%～65%	
钙	1000 毫克	
铁	16 毫克	18 毫克
锌	11.5 毫克	8.5 毫克
碘	120 微克	
维生素 A	820 微克	630 微克
维生素 D	10 微克	
维生素 B_1	1.6 毫克	1.3 毫克
维生素 B_2	1.5 毫克	1.2 毫克
维生素 C	100 毫克	

注：引自中国营养学会.中国居民膳食指南 2016[M].北京：人民卫生出版社,2016.

　　女生在青春期会迎来月经初潮,在调整好心态、坦然地接受"我长大了"的现实之后,应注意月经期铁的补充,如食用动物肝脏、黑色的食品等。青春期时身高迅速增长,骨骼慢慢开始骨化,则使青少年对钙、磷的需求量有很大程度地提高,可通过进食蛋奶类、豆制品、虾皮、芝麻、黑木耳等进行补充。

　　2)考试期间的营养需求：中考和高考向来被视为决定孩子一生的重大考试,家长、学校、社会对于这两场考试都十分重视。中、高考都在每年 6 月进行,这个时候正值气温开始升高的时期,很多考生会出现没有胃口、食量减少的情况。如何为考生搭配膳食是每位考生的家长最关心的问题。

除了补充足够的能量和碳水化合物以保证考生充沛的体力外，适量地增加蔬菜、水果，确保充足的膳食纤维和维生素的摄入，有利于考生提高胃肠道的消化吸收功能，以及预防因精神紧张和长期久坐而引起的便秘。在通过蛋奶类、瘦肉等补充优质蛋白的同时，考生还应多食豆类、豆制品、坚果类（核桃、榛子、杏仁等）食物，因为这些食物中包含丰富的磷脂。磷脂是构成神经系统、促进大脑代谢的重要物质，经常食用可以为大脑提供充足的养分，是考生备考和冲刺阶段理想的天然营养品。

（2）青少年的膳食特点

1）青少年膳食特点：一般以谷类为主，保证充足的能量供给，多选畜禽类、蛋奶类、豆类和蔬果类。各种各样的食物都要吃，各种颜色的食物要餐餐有。在烹饪方面，可以选择多种食物混合小炒，既保证食材多样化，又使菜肴外形更加漂亮，可提高孩子的食欲。

女生在这个时期会开始关注自己的身材和体重，有可能会产生错误的审美观，认为只有瘦才是美的，因此盲目节食。青少年时期过度节食，可能会起到所谓的减肥效果，但与此同时，正处于生长发育旺盛时期的身体会因此而发育滞缓、生长停止，产生不良的后果。所以，要帮助孩子意识到美是建立在健康的基础之上，只有营养充足才会健康。

2）考试期间膳食特点：复习、考试期间，学习和生活的节奏快、压力大、精神紧张，这个时期的膳食应增加蔬菜水果、动物性食物，减少单纯油脂的摄入，保证膳食的健康卫生，以免因胃肠道疾病给考生造成不必要的麻烦。三餐中，早餐很重要，要教育孩子宁可早起 10 分钟，也不要漏吃一顿营养的早餐。

（三）青中年膳食与饮食习惯

根据世界卫生组织对人生几个阶段的年龄界定，我们将18～44岁划分为人生阶段的青年期；将45～59岁划分为人生阶段的中年期。由于来自社会、家庭各个方面的压力都非常大，使得青、中年人更加容易养成不良的膳食和生活习惯。如何培养科学正确的膳食习惯，如何将不良习惯造成的健康损害降到最低是青、中年阶段膳食营养的重点。

1.青年人膳食特点与良好饮食习惯的建立

如果把人的一生比作是一年四季，那么青年时期就好比是一年中的夏季。进入夏季，世间万物都处于旺盛的生长期。人也是一样的，青年人生长代谢快，学习、工作消耗的能量大，为了配合生长代谢和能量消耗，需要摄入足够的营养物质。

（1）青年人膳食特点

1）保证能量：青年人学习、工作强度大，而这些会使能量物质被大量消耗。及时适量地补充能量物质才能使青年人精力旺盛，更好地学习和工作。

能量主要来源于食物中的碳水化合物和脂肪。谷物和薯类富含碳水化合物。动植物油、肥肉、坚果等是脂肪含量较高的食物。青年人除从三餐中得到的能量外，还可在两餐之间适当适量地吃一些富含碳水化合物或脂肪的零食补充消耗的能量。

在日常生活中，不同工作强度的人需要的能量是不同的。从事高强度工作的人群需要更多的能量。不同年龄段（包括中年），从事不同劳动的成年人所需的能量详见表4-6。

103

表 4-6　成年人能量推荐摄入量

年龄（岁）	从事的劳动	能量需求（千卡）	
		男	女
18～49	轻体力劳动	2250	1800
	中体力劳动	2600	2100
	重体力劳动	3000	2400
50～59	轻体力劳动	2100	1750
	中体力劳动	2450	2050
	重体力劳动	2800	2350

注：引自中国营养学会.中国居民膳食指南 2016［M］.北京：人民卫生出版社,2016.

2)确保蛋白质：青年人对蛋白质的需求量大，日常饮食可按照每日每千克体重 1～1.2 克进行补充。比如一个 50 千克的青年人每天应补充的蛋白质即为：50 千克×(1～1.2 克)＝50～60 克。奶类、蛋类、肉类和豆类等都是蛋白质含量较高的食物。动物性蛋白质和植物性蛋白质摄入平衡很重要，每天摄入的动物性蛋白占蛋白质总量的 1/3 时，蛋白质的利用效果较好，所以荤素搭配的菜肴更有利于蛋白质的利用。

3)补充维生素：青年人如果挑食、偏食就很容易导致维生素的缺乏。因为大多数维生素不能由人体自身合成，必须从日常的膳食中补充。维生素缺乏，轻者会导致人体处于亚健康状态，重者可引起各种维生素缺乏症。

4)补充矿物质：中国居民日常生活中较易缺乏的矿物质主要有钙、铁、锌、碘、硒等。

青春期过后，人体基本发育完全，但青年人的骨骼仍然在生长，与此同时钙的吸收率却远不如青少年时期高。所以，青年人可以适量坚持喝牛奶,吃一些大豆及其制品。牛奶不仅含有丰富的钙,还是优质蛋白的良好来源。

铁是血红蛋白的构成成分之一,缺铁则会引起贫血,使人感到头晕、乏力。青年女性特别容易缺铁,因为女性经期会丢失大量的铁元素。行经量多、行经时间长的女性如果得不到及时的补充,就很容易造成缺铁性贫血。动物肝脏与血、肉类等都是铁元素良好的食物来源。有些女性在经期会感到食欲不振,可以搭配鸭血汤或黑木耳炒鸡块,这是补铁的不错选择。

多喝水、多吃含膳食纤维的食物,对身体健康也有很大的帮助。体力工作者出汗多,水分随汗液排出多,工作间隙可以喝杯淡盐水以补充流失的水分和盐分,也可以选择吃含水量多的水果。青年人多吃富含膳食纤维的食物能预防便秘、肥胖、心血管疾病和肠道癌症等疾病的发生。谷物中的麸皮、燕麦、大麦,绿叶蔬菜及水果都是含膳食纤维较多的食物。

此外,男女青年大多在二三十岁时组建家庭,而后可能会有生育的计划。生孩子不只是女人的事,婚后男性的健康状态也是不容忽视的因素。青年男性适当地多吃海产品、肉类等含有丰富的锌和硒的食物,有助于提高生育能力。

(2)青年人良好饮食习惯的建立

青年人往往工作繁忙,并且承受着很大的压力,这些压力来自学习、工作、生活等各个方面。与此同时,自身的健康问题却常被忽视。熬夜、抽烟、酗酒、过度劳累和三餐不定时的习惯都会对身体造成损伤。为了在以后的人生中拥有精力充沛、少患疾病的健康身体,在这一时期更应该好好关注自己的身体素质和饮食习惯。

1)营养合理的三餐分配:三餐定时定量而且保证营养供应的及时和适量。道理很简单,但是能坚持做到的人却不多。有些青年人的不良习惯就是睡懒觉、不吃早饭。不吃早饭会使积聚了一晚的胆汁不能及时排出,长此以往容易导致胆结石及胆囊炎等疾病。

2)选择营养健康的烹饪方法:很多青年人喜欢吃油炸或者烧烤的食物,这对于健康是很不利的。油炸及烧烤的食物不仅营养素容易流失,而且在烹饪过程中会产生某些致癌物质。日常饮食还是应该以清淡少油为主,应注意增加蔬菜、水果的摄入量。烹饪时应多采用煮、蒸、炖与小炒等方法。

3)保持健康的体重:部分青年人过了30岁,由于运动量的减少,本来苗条的体型就开始发胖,特别是腹部及臀部。肥胖不仅影响人的形象,还危害人的健康,它与心血管疾病的发生密切相关。减肥在当今社会可算是热门话题,各种减肥方法、减肥药物、减肥仪器让人眼花缭乱。但是从营养角度来说,还是推荐以控制饮食、增加运动量来减轻体重。减肥过程中还要注意营养的平衡,注重合理搭配,选择适合的食物烹调方法等。最后还要提醒减肥的人群,不应该为了追求骨感的身材美而忘记健康的重要性,过瘦和过胖对健康都是不利的。

2.中年人膳食特点与适宜饮食习惯的调整

人到中年,身体的各种机能开始慢慢地衰退。尽管身体机能开始缓慢衰退,但承受的压力与青年时期相比却丝毫未减。社会责任要承担,工作竞争要面对,父母要赡养,子女要照顾,久而久之,中年人的身体就像是一辆开了很久且得不到保养的车,越开越慢,问题频出。

（1）中年人膳食特点

1）限制能量：中年人对于各种营养素的需求和青年人大致相同，可参考青年人的需求量合理膳食。但是中年人与青年人相比较，人体代谢较慢，日常消耗小，所以能量的摄入应适当减少。中年时期是预防"三高"的关键时期。限制热量的膳食对大多数中年人都是有利的。脂肪摄入过量，会增加某些癌症、心脏疾病和中风的风险。糖类摄入过量、消耗不足，多余的糖类也会转化为脂肪储存在体内，使得体内脂肪含量增高。

2）保证蛋白质：随着年龄的增长，中年时期人体对食物中的蛋白质的吸收能力逐渐下降，而对蛋白质的分解能力却比年轻时高，所以提供丰富、优质的蛋白质仍然是十分必要的。

3）补充维生素：各种维生素是人体新陈代谢所必需的物质，中年人由于日常的摄入不足，消化吸收功能的减退，会出现出血、溃疡、衰老等各种缺乏维生素的症状（详见表4-7），因而每日必须有充足的供应量，必要时应适当补充维生素制剂。

表 4-7　成年人维生素每日需求量、缺乏症和食物推荐

	需求量（毫克）		缺乏症	食物推荐
	男	女		
维生素 A	800	700	夜盲症、干眼病和皮肤干燥	动物肝脏、蛋黄、奶及奶制品
维生素 B$_1$	1.4	1.2	脚气病	肉类、动物内脏、蚕豆、全谷物
维生素 B$_2$	1.4	1.2	口角、唇、舌炎症、脂溢性皮炎	动物内脏、黄鳝、茶叶、蘑菇

（续表）

	需求量（毫克）		缺乏症	食物推荐
	男	女		
维生素 B_6	1.4		惊厥、贫血、皮肤损害	豆类、肉类、鱼类、动物肝脏
维生素 B_{12}	2.4		贫血、神经系统损伤	动物内脏、肉类
维生素 C	100		牙龈红肿、容易出血、坏血病	新鲜蔬菜、水果
维生素 D	10		佝偻病、骨质疏松	鱼肝油、鱼虾、动物肝脏
维生素 E	14		细胞老化、生殖功能障碍	大豆、植物油、坚果等
叶酸	400		巨幼红细胞贫血、胎儿神经管畸形	动物内脏、蛋类、水果及蔬菜
烟酸	15	12	癞皮病	动物内脏、花生、茶叶、蘑菇
泛酸	5		过敏、烦躁、易疲劳	动物内脏、酵母、黄豆
生物素	40		皮肤疾病、脱发	动物内脏、酵母、大豆

注：引自①中国营养学会.中国居民膳食指南2016[M].北京：人民卫生出版社,2016.

②周芸.临床营养学[M].北京：人民卫生出版社,2017.

4)强化补钙：中年人对钙的吸收能力较青年时差,若得不到及时的补充,便容易发生骨质疏松。虾皮含钙高且能量含量低,适合炒菜时添加。但是虾皮较咸,可能诱发高血压,炒菜时可以直接用虾皮当调味料,不再另外加盐以防止钠的过量。

中年时期,疾病的发生率开始上升,特别是癌症。健康合理的饮食,食物种类的全面有利于疾病的预防。一些维生素、矿物质和膳食纤维能降低疾病的发病率,比如膳食纤维可减少肠癌的发生。

（2）中年人适宜饮食习惯的调整

对于中年人来说,最重要的饮食习惯调整无非就是要做到"收支平衡"。也就是说,营养物质的摄入要适量,不能太少也不能太多。比如维生素 A,吸收不足就会引起夜盲症;如果过多地补充,多余的维生素 A 就会造成肝脏的负担,引起肝脏病变,不利于身体健康。

有些人喜欢吃零食,健康、适量的零食对身体没有害处,但是不能因为吃零食而少吃饭甚至不吃饭。饮料的选择也很重要,白开水、茶、鲜榨果汁等都是不错的选择。而那些市面上销售的含有人工添加剂（如色素、防腐剂等）的饮料还是少喝或不喝为妙。

过大的压力会导致中年人食欲不佳,睡眠不良,还可能影响胃肠道对营养物质的消化和吸收。找到适合自己的减压方式对促进消化能力也很重要,唱歌、逛街、运动、睡觉等方法都可以尝试一下。

（3）不良习惯的饮食调节

中年时期的身体健康状态,很大程度上取决于青年时期对待健康的态度及良好的饮食习惯。青年时期大量吸烟,到了中年可能发现肺功能下降,甚至发生肺部的一些慢性病;频繁喝酒应酬者可能在体检时发现酒精肝、脂肪肝等肝脏的病变。不良的生活习惯对身体的影响,可以经过合理膳食得到一定的降低,但是改变不良习惯才是"根治"的最好方法。

1）吸烟:我国目前约有 3.5 亿烟民,每年有近百万人死于吸烟相关性疾病。烟草中含有许多对身体有害的物质,其危害性人尽皆知。吸烟会使维生素 A、维生素 B、维生素 C、维生素 E 等的活性大为降低,并且被大量地消耗。因此,要多吃含有这些维生素的食物,比如牛奶、胡萝卜、花生等。吸烟的人应该多喝茶,茶叶可以补充因吸烟所消耗的维生素 C。

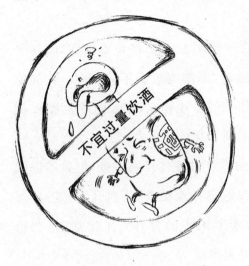

茶还有利尿、解毒的作用,能使烟草中的一些有毒物质随尿液排出。

2)长期大量饮酒:长期大量饮酒对身体有直接危害,应尽量戒除酒瘾或减少应酬次数。应酬的时候要适当吃点主食,如米饭、面点等。主食能够提供人体必需的碳水化合物、膳食纤维、B 族维生素等。喝酒时吃适量的主食可以防止酒精直接与胃壁接触,减轻对胃黏膜的损伤。大量饮酒对肝脏的损伤极大,要多吃有利于肝脏的食物。

3)长期使用电脑和手机:屏幕所产生的辐射会加速人体的衰老。可多吃一些富含维生素 A、维生素 C 和维生素 E 的食物,各种蔬菜和水果是首选。长期使用电脑和手机还会造成局部肌肉紧张,脊柱变形,视力下降等身体问题,在使用电子设备的间隙应注意休息放松和适当的锻炼。

4)长期静坐、缺乏运动:长时间静坐会导致人体内的钙质大量流失,造成骨质疏松。由于长时间不活动,不仅会使体内脂肪增加,体重上升,还会使下肢出现循环障碍,导致痔疮、静脉曲张等疾病的发生。适当的运动,外加钙质的补充可减轻长期静坐带来的危害。

最后,要再次提醒,唯一全面有效的根治方法就是改正这些不良的习惯,不吸烟、不酗酒、不长时间使用手机和电脑、多运动。

（四）老年人的膳食营养

据统计，中国 60 岁以上的老龄人数已经占总人口数的 10% 以上，并且这一数字还在持续增长。这说明中国已经进入了老龄化社会，老年人的健康成为一项重要的社会问题。如何加强老年人的健康保健意识，延缓机体的衰老，预防各种疾病的发生和发展，提高老年人生活质量等已经成为全社会共同的责任。

1.老年人膳食特点

老年人的味觉和嗅觉的减退不仅会使人食欲下降，还会使人因无法辨别食物是否已经腐败变质而吃下变质的食品。消化系统功能下降则会导致食物消化、吸收不良，易发生便秘等。因此，老年人的膳食应注意以下几点：

17.老年人膳食

111

（1）减少能量

老年人所需的能量减少且对糖的耐受能力较低。一旦血糖含量超过一定的范围，回落的速度较慢，就会引起持续的高血糖。运送血液中多余脂质的能力也有所下降，故过多的脂肪对老人的健康极为不利，容易造成血管病变。所以，饮食上老年人应该粗粮细粮搭配，一来可以减少能量的摄入，二来可以补充足量的膳食纤维。有些老年人喜欢吃泡饭，相比之下稀饭更适合老年人。

（2）保证蛋白质

选择合适的食物来补充足够的蛋白质对于老年人的健康是非常重要的。每天的蛋白质补充量以每千克体重 1 克为宜。老年人最好的优质蛋白来源是鱼类。但由于老年人大多牙齿不好,所以选择刺较少的鱼类,配合蒸煮等健康的加工方法会更适合老年人。

(3)补充维生素

由于牙齿的松动和脱落,老年人吃的东西少,特别是有渣的蔬菜很少,再加上食物的种类不够丰富,就容易造成维生素的缺乏。蔬果中的维生素 C 可以保持血管壁的弹性,预防动脉硬化,并且可以提高人体抵抗力,所以应该鼓励老年人多吃东西,特别是蔬菜水果。将蔬菜水果榨汁给老年人喝,就能解决因为老年人牙齿不好而引起的营养素的缺乏。老年人较少外出,缺乏日照,由皮肤生成的维生素 D 就可能缺乏。维生素 D 的缺少会导致钙和磷的吸收障碍,出现骨质疏松,所以提倡老年人适当地外出锻炼,接受日晒。

(4)补钙补铁

对老年人健康影响最大的矿物质是钙和铁。日常摄入不足,加上胃酸分泌减少是导致矿物质缺乏的主要原因。钙缺乏使得老人骨质疏松,时常腰酸背痛,甚至发生骨折。牛奶和豆类及其制品是钙质的良好来源,建议老年人多吃。绝经以后的女性对于铁的需求降低,但是因为消化系统功能的下降,铁的吸收不良,还是容易造成铁的缺乏。日常可以选择红色的动物瘦肉、血制品来补充铁,黑色的食物含铁较高,应多选。

(5)鼓励喝水

老年人可能因为肾功能下降,怕多喝水会多上厕所,所以故意减少喝水。其实这样做是不对的,老年人应保持每天每千克体重摄入 30 毫升水,并且应根据自身运动、出汗等具体情况进行调节。喝水还应该注意饮料的选择,茶叶对于心血管有一定的好处,但不主张老年人喝浓茶。饮水要规律,不应该在口渴时才想到要喝水,一口气喝下大量的水也是不正确的、不健康的。

除以上所说的,膳食纤维的摄入对老年人的肠道健康很有帮助。老年人的肠道蠕动能力减弱,更容易便秘,不可溶性的膳食纤维,有利于粪便的软化和排出。

2.老年人膳食指导

（1）合理的膳食

所谓合理膳食,就是要解决吃什么、怎么吃的问题。选择老年人喜欢的食物,合理搭配营养,加上适合的加工方法,就能使老年人在享受美食的同时补充营养。因为大多数老年人牙齿不好,胃肠功能下降,所以应该选择较好咀嚼且易吸收的食材。

蔬菜水果可以榨汁喝;烹饪方法最好选择蒸或煮,以减少油的过多摄入;食物的种类要多样,粗粮、杂粮搭配;为预防骨质疏松,大豆、牛奶不可少;口味应尽可能清淡,少盐、少糖、少油,不能因为老年人味觉退化而选择重口味的烹调方法;多吃水果蔬菜,适量地食用动物性食品。为了身体和心理的健康,还应鼓励老年人参加适量的运动。对于老年人的膳食指导,请详见"中国老年人平衡膳食宝塔"（如图 4-1 所示）。

膳食宝塔共分五层。谷类食物位居底层,老年人平均每天吃 200～350 克,其中粗粮：细粮：荤类＝1：2：1。蔬菜和水果居第二层,每天应吃 400～500 克蔬菜和 200～400 克水果。鱼、禽、肉、蛋等动物性食物位于第三层,每天应该吃 150 克（其中鱼虾、禽类 50～100 克,畜肉 50 克,蛋类 25～50 克）。奶类和豆类食物居第四层,每天应吃相当于液态奶 300 克的奶类及奶制品,以及大豆类及坚果 30～50 克。第五层塔顶是烹调油和食盐,每天烹调油 20～25 克,食盐不超过 5 克。膳食宝塔特别强调，老年人每日至少喝水 1200 毫升。

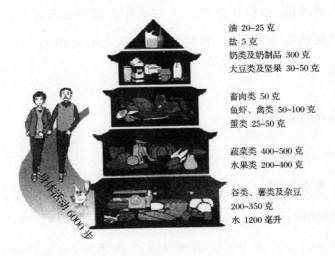

油 20~25 克
盐 5 克
奶类及奶制品 300 克
大豆类及坚果 30~50 克

畜肉类 50 克
鱼虾、禽类 50~100 克
蛋类 25~50 克

蔬菜类 400~500 克
水果类 200~400 克

谷类、薯类及杂豆
200~350 克
水 1200 毫升

图 4-1　中国老年人平衡膳食宝塔

（2）社会的关注

除了身体方面的健康，心理和社会的因素也会影响老年人的膳食营养。

子女离家后，家中只有两个老人。也许因为勤俭的传统，老年人可能会"凑合"着过日子，泡饭加咸菜成了主要的食物。这样不注意膳食营养，就会导致各种疾病的发生。而老人不想让子女担心、不想增加子女负担的最好方法就是保持健康的身体。

退休、丧偶等生活上的变化会使老人一下子无法适应，心情低落会影响食欲，甚至拒绝进食。要给予老人适当的开导和关怀，使老人重新找回生活的信心。培养老人的兴趣，鼓励老人交友，这是很好的方法。

（3）保健品的选择

中国自古就有"药补不如食补"的说法，食疗是中医的智慧结晶。老年人可以适当选用保健品来增进健康，比如可以根据自己的需要选择具有免疫调节,调节血脂、血糖,延缓衰老,改善睡眠或改善骨质疏松等功能的保健品。但要注意的是,保健品不能代替药物使用,如若疾病已经产生,还是应该以药物治疗为主。服用保健品前最好向营养科医生咨询。

社会上许多保健品广告夸大不实,在选择时应当注意。购买保健品时还应考虑产品的品牌、口碑、主要成分、作用及产品的产地、批号等身份信息。合适的中药方剂也是老人保健不错的选择。

(五)特殊人群的膳食营养

特殊人群是指与正常人相比具有特殊生理状态的人群,本节主要介绍孕产妇和残疾人群的膳食营养。因为他们特殊的生理状态往往对特定的营养有十分高的要求,或者因为丧失了一些正常人的生活技能,需要他人在饮食上给予关心和帮助,合理的膳食指导对他们来说非常必要。

1.孕产妇膳食营养指导

在怀孕期间,胎儿所需的营养全部来自母亲,胎儿在发育期间不仅能量需求大,对各种微量元素和维生素需求也十分突出,一些营养元素对胎儿神经等各系统发育有至关重要的作用,母亲得到充分合

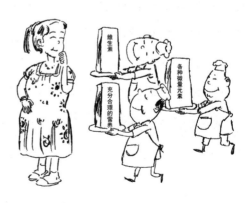

理的营养可以保证胎儿的良好发育。而在产期和产后哺乳的时候,由于怀孕和分娩消耗了大量能量并有一定的创伤,需要在这时补充各种营养,促进身体恢复并保证乳汁的质量。如果对营养问题掉以轻心而导致营养不足,不仅孩子的发育会有影响,母亲的恢复也会受到影响。

(1)孕妇膳食营养

1)孕妇膳食营养基本要求:根据孕妇的生理特点和营养需求,应合理调整其膳食种类和搭配,基本要求如下。

①多种类、多水果、忌辛辣:食物种类尽量多样,比如主食可米饭、面条、饺子等轮换,每天保证至少吃两种水果,尽量少吃辛辣刺激的食物。

18.孕产妇膳食营养指导

②少淘米、留米汤:淘米次数不宜过多,否则营养会损失过多,吃捞饭、饺子、面条时汤尽量不要丢弃,因为许多维生素和部分蛋白质都溶解在汤中。

③多蒸煮、少熏炸、易消化:在怀孕期间应尽量用蒸、煮、炖这些可以保留较多食物营养的烹饪方法,而少用熏和炸这些油腻、有害物质生成较多而营养损失较大的烹饪方法。比如,肉类适宜文火慢煮,蛋可以做成蒸蛋,骨头可敲碎炖汤等。食物应尽量选择容易消化的,因为怀孕期间女性生理功能会出现变化,消化能力有所下降。

④饮食有度、合理分配:孕妇一般少吃多餐,不要因为喜欢吃而一次吃太多,各餐能量必须合理分配。一般三顿主餐大致相等,中餐可略多一些,切不可早中餐草草了事,晚餐十分丰盛。三餐间隙可安排加餐,牛奶点心即可。吃饭时必须要专心,尽量不要边看手机边吃,易影响消化吸收。

⑤营养全面、突出重点:蛋白质、碳水化合物、脂类、维生素、矿物质

都不可缺少。在保证营养搭配合理的前提下,孕妇每天应吃至少400～500克主食(干重),蛋白质至少为80～90克,适当补充一些油脂,重点补充维生素和矿物质。

矿物质补充主要是指钙、铁、碘、锌的补充。钙是胎儿骨骼发育所必需;铁对孕妇和胎儿造血至关重要;碘是甲状腺激素的重要成分,为胎儿发育的关键激素之一;锌也是促进生长发育的重要元素,缺锌可增加胎儿缺陷的概率。

维生素补充的重点在维生素 A、维生素 B 族、叶酸、维生素 C。维生素 A 不足将妨碍胎儿骨骼发育,维生素 B 族和维生素 C 对胎儿神经、骨及造血系统的发育有促进作用,叶酸不足可造成孕妇贫血。如饮食中维生素不足可在医生指导下服用适量维生素补充剂。

⑥孕期忌口:孕妇需要特别注意对许多常见的食物忌口,它们有些添加过多的糖盐和添加剂(如油炸膨化食品、碳酸饮料等),有的会引起宫缩(如山楂),还有的含有有害元素(如腌制、烧烤的肉类、鱼类等)。另外,常见的需忌口的食物有咸鱼、咖啡、浓茶和水果罐头等。

⑦孕期用药:药物使用必须非常小心,尽量不要生病,即使外用药也应咨询医生,正确使用。

2)孕期各阶段膳食指导:怀孕可分为三阶段:怀孕早期,怀孕中期,怀孕后期。除了上述营养要点外,还需要特别注意以下内容。

①备孕期:一般指怀孕之前 3～6 个月,此时即需要开始注意膳食营养为怀孕做准备。适当强化营养,如果太瘦则要先适当增加点体重,戒烟戒酒,为怀孕打好基础;开始重点补充矿物质和维生素,尤其是叶酸、铁和碘,这些物质在怀孕早期有十分重要的作用。

②怀孕早期:一般指怀孕的前两个月,此时是胎儿组织器官分化的

关键时期,毒物药物致畸作用在此时最为明显,一般此时的妊娠反应最为严重。因为妊娠反应影响食欲,膳食应清淡适口、易于消化,并且少吃多餐,使孕妇能尽量多吃一些,如瓜果蔬菜、豆腐鱼肉等。特别应保证淀粉类食物的量,因为胎儿要消耗掉将近一半吃进去食物的能量,而淀粉类食物是能量的直接来源,一般一天至少应吃 200 克的谷物或者薯类。在此期间,需要坚持补充孕期必需的矿物质和维生素。

③怀孕中期:此阶段胎儿发育速度加快,对营养素的需求量增加。此时应增加鸡鸭鱼等优质蛋白的摄入量,这些食物中还含有丰富的铁和维生素 A;水产中还含有 ω-3 多不饱和脂肪酸等,这些食物对胎儿大脑、眼、造血系统的发育有促进作用,建议平均每天吃 50~100 克。适当多吃点奶制品,不仅可以补充蛋白质还可以补钙,对胎儿骨骼发育至关重要。

④怀孕后期:此时胎儿发育速度非常快,孕妇也将迎来分娩和哺乳,所以营养需求将显著增加。该阶段应确保优质蛋白质的摄入量。鸡蛋中富含卵磷脂,每天最好吃一个鸡蛋,但不要多吃,因为蛋黄中胆固醇含量同样较高。在此期间更应注意保证饮食中膳食纤维的比例,也可适当吃一些蜂蜜、鲜大枣等可刺激肠胃蠕动、帮助消化的食物,因为此时胎儿个头较大,容易挤压肠部造成肠动力不足而导致消化不良。

(2)产后营养

这里将产后营养大致分为产褥期和哺乳期营养。许多人误认为产妇产后只需休息一个月即可劳动,实际上产妇完全恢复需要6~8周的时间,过早进行体力劳动容易恢复不良,落下病根。

1)产褥期:产褥期产妇需要从分娩的创伤中走出来,一方面身体愈合和恢复需要大量营养,另一方面也已开始哺乳,需要综合考虑身体恢复和哺乳所需营养。一般产妇在分娩后两天会十分疲劳且胃口不佳,可先少量吃一些容易消化且能量高的食物,如红糖水、鸡蛋羹,稍后再吃煮烂的面条、米饭及肉菜,再过渡到正常的膳食。

产褥期营养并非越多越好,要根据产妇身体的恢复情况来安排食量,这样才能保证产妇的恢复和哺乳。产后适宜的食物有红糖、鸡蛋、小米、芝麻、鸡汤和鱼汤等。

2)哺乳期:哺乳期并不是和产褥期严格区分,哺乳贯穿产后直到断奶,此时产妇同样是"一个人吃两个人的饭菜",要持之以恒做好营养补充。

产妇的膳食应特别注意主食、油脂和肉奶类的搭配比例。其中油脂类对婴儿脑发育十分重要,应注意动物性脂肪和植物性脂肪适当搭配,但脂肪的供能要小于所有能量的1/3。蛋白质对乳汁质量影响很大,产妇在正常人的营养的基础上应再增加25克以上蛋白质,应多吃牛肉、鱼肉、鸡蛋等,多做成汤给产妇喝,这样既营养又易消化。因为婴儿此时主要以母乳为食,矿物质和维生素的重要性不亚于怀孕期间,可参考怀孕期的矿物质和维生素的补充指导。

产妇每天一定要喝牛奶,牛奶是营养丰富且易于消化的食品,可补充钙质和蛋白质。少吃刺激性食物,包括葱、蒜、姜、茴香等,尽量不喝咖啡、不饮酒,这些都可能通过乳汁影响婴儿。产妇在此期间也应注意做适当锻炼,保持合理的体重,不要因活动太少、营养太丰富而导致肥胖。

2.残疾人的膳食营养指导

残疾的原因多种多样,比如遗传、营养缺陷、意外伤害、疾病的后遗症等,通过膳食的科学搭配可以缓解一些与营养相关的疾病和残疾,并促进残疾人身体的恢复。

下面是残疾人群的膳食营养指导：

（1）盲人

1）致盲原因：常见的致盲因素有外伤、营养、疾病等，比如青光眼与白内障易引起视力减退甚至失明，缺乏维生素 A 会损伤角膜。不同的疾病对饮食和营养要求会有所不同，需要参考相应的营养指导。

2）盲人膳食要点：食物之美有色香味形等，盲人因为视力受损，看不见鲜艳的菜色，食欲往往会因此受影响，所以需要在香味等方面下功夫。在了解盲人口味的基础上，可以适当做一些气味香浓的膳食来激发食欲，同时尽量不要提供有尖刺的食物。

3）常见致盲疾病的饮食要点：

①维生素 A 的缺乏：维生素 A 缺乏可导致夜盲、眼干燥等症状，进而影响视力，严重缺乏者则会因角膜穿孔而失明。预防或者在出现缺乏症状时应注意在膳食中补充维生素 A，动物肝脏如猪肝、鸭肝富含容易吸收的维生素 A，牛奶也是很好的补充维生素 A 的食品。若等到角膜穿孔等严重病变时就已经是永久损伤，无法逆转了。

②青光眼：青光眼是一种眼压异常升高导致视力受损的疾病。青光眼患者的膳食要点有以下几条：控制饮水，不可过量，一次饮水不要超过 500 毫升，一天饮水总量不要超过 1.5 升；适当吃些高渗食物，可以降低眼压，如蜂蜜是一种理想的高渗食物，每日可食用 100 毫升左右；多吃易于消化、富含纤维的食物，如瓜果蔬菜，这样可以排便通畅，防止腹压升高；忌抽烟、喝浓茶及吃辛辣刺激的食物。

③白内障：白内障是一种以晶状体浑浊为主要表现的眼部疾病，白内障致盲的患者应注意以下饮食要点：多吃富含维生素 C 的水果蔬菜，可保护晶状体；多饮水，尤其是老年性白内障，每天可饮 1.5 升以上的水；

限制喝牛奶的量,每天250毫升以下,因为牛奶中虽然钙质丰富但乳糖较多,乳糖可加重白内障;注意钙、锌、硒等微量元素的补充,如水产类食物富含钙锌、蛋类富含硒等。

(2)智力残疾

1)智力残疾的原因:智力残疾可由多种原因引起,主要包括发育关键期营养缺乏、疾病后遗症等,比如新生儿缺碘可引起克汀病、苯丙酮尿症可损伤中枢神经导致智力残疾。在我国,有80%的儿童其智力残疾是发育关键期营养缺乏造成的,所以对孕产妇和新生儿的营养补充是优生优育的重要的一环。

2)智力残疾人饮食注意点:智力残疾人由于智力上的缺陷,在饮食行为上有许多需要注意的地方,膳食制作应根据他们的行为作相应调整,尽量避免提供坚硬、大块、过烫或有尖刺的食物,避免他们噎住、烫伤或者被刺伤,而应做到柔软可口、易于消化。有些患者在喂食时会咬住汤匙,注意取出时不要太用力而伤到牙齿。不要让患者后仰着吃东西,以免气管吸入异物。要尽早训练智力残疾的患儿学习正确的进食动作,让他们可以独立进食。

3)以下是智力残疾人群的膳食要点:

①克汀病(呆小症):母亲怀孕期间和胎儿出生后一段时间内因缺甲状腺激素导致的胎儿全身各系统发育障碍,表现为矮小痴呆。克汀病的饮食要点为:母亲在孕期补充碘可预防缺碘性克汀病,患儿出生后一年内补碘可有效降低智力受损程度;对于神经系统已受损的患儿也应适当补碘以加强体质,因为碘是正常新陈代谢所不可或缺的元素,可选择碘盐或者海带等含碘食物来补充碘。

②半乳糖血症:此病因先天性乳糖代谢障碍而导致失明及智力低

121

下,其饮食要点为:禁食母乳及牛奶等乳品而用豆浆、米粉等喂养,因为奶类中富含乳糖;随月龄增大可适当增加蛋鱼肉及瓜果等,奶类食品依然需要严格控制;如早期发现此病并注意营养治疗则患儿智力可不受影响。

③苯丙酮尿症:因苯丙氨酸代谢障碍而导致智力低下,其饮食要点为:禁食母乳、牛奶,因为其中富含苯丙氨酸;可喂食特别配制的低苯丙氨酸的奶粉;尽量限制普通蛋白质的摄入,鸡鸭鱼肉蛋尽可能不吃,主要吃低苯丙氨酸食物。

④脑瘫:脑瘫患儿因为神经系统异常的原因常见消化不良、便秘、微量元素缺乏等症状,营养补充治疗可缓解此类症状,促进患儿神经系统发育。膳食制作应特别注意需要容易消化,以流质或半流质食物为主,最好富含纤维素,对患儿的消化不良有一定作用;以高热量、高蛋白的饮食为主,尽可能母乳喂养,因为患儿肌肉活动异常会导致能量消耗较大,并且患儿也需要大量营养支持脑部发育;补充全面的维生素和矿物质,尤其是铁、钠、钾和维生素 B、维生素 C、维生素 D,可每日饮一杯淡盐水,因为脑瘫患儿易出汗和流口水,易丢失水分和矿物质。同时应该增加钙的补充,因为缺少室外日晒,维生素 D 合成不足可引起缺钙。

(3)肢体残疾

1)肢体残疾的原因:肢体残疾主要指人的四肢残缺或四肢、躯干神经受损、畸形导致的人体运动系统不同程度的功能丧失或功能障碍。比如,外伤或者感染严重可导致截肢,颈椎受伤严重可导致受伤平面以下瘫痪。

2)营养的重要性:肢体残疾人平时生活和护理中有许多注意点,如运动过少导致的肌肉萎缩、食欲不佳、消化不良、易感染,以及残疾本身导致的心理问题和康复过程中的营养补充等问题。合理的膳食搭配不仅可以为他们的康复提供足够的营养、增强体质、提升免疫力,更由此间接帮助他们树立生活的信心。

3)膳食营养要点:需要格外注意营养全面,保证食物多样;多补充蛋白质以帮助肢体残疾的人身体恢复;控制油脂摄入的数量,防止肥胖和心血管疾病;多食蔬菜水果帮助消化,补充维生素对褥疮等问题也有一定的预防作用。

(丁悦敏,徐琼莹,杨帆,陈晨,许哲)

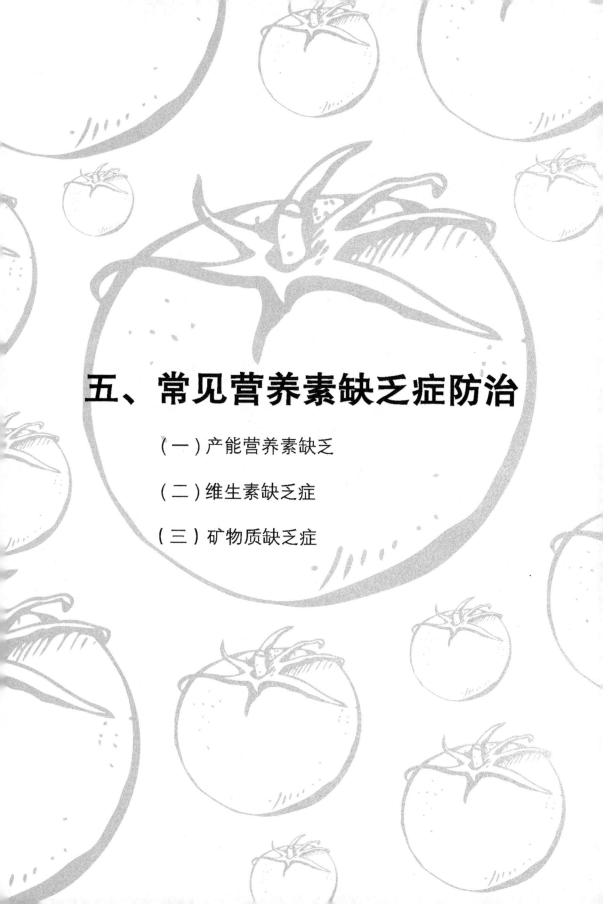

五、常见营养素缺乏症防治

（一）产能营养素缺乏

（二）维生素缺乏症

（三）矿物质缺乏症

（一）产能营养素缺乏

1.蛋白质缺乏症

（1）常见原因

蛋白质是人体不可缺少的营养素，也是一种产能营养素。平常因饮食行为不合理或患有某种疾病，部分人体内形成负氮平衡，会出现蛋白质缺乏症。蛋白质缺乏症的常见原因有以下几种。

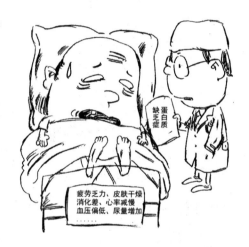

1）蛋白质摄入不足：平时食谱中的蛋白质含量偏少或不足，如长期全素食者或以素食为主的人群与长时间摄入奶类、蛋类和肉类不足的老年人群。

2）消化与吸收能力减退：部分患有慢性胃炎、消化性溃疡及胃肠道功能紊乱的人群，因消化能力与吸收的功能减退导致人体蛋白质的缺乏。

3）蛋白质排出或消耗过多：常见由于肾脏疾病出现蛋白尿，较长时期人体内的蛋白质随尿排出，会导致蛋白质的缺乏；患者接受某种手术后或烧伤、严重感染的时候，每天蛋白质的消耗量增加，人体生理需要量增加，而饮食供给蛋白质不足可导致蛋白质的缺乏。

此外，患有肝脏疾病也易导致蛋白质缺乏。人体的肝脏是合成蛋白质的最主要场所,当肝脏患有疾病时容易导致体内合成蛋白质功能障碍,从而造成蛋白质的缺乏。

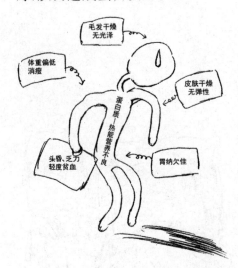

（2）常见临床表现

人体长期缺乏蛋白质,会影响到人体的免疫功能,平时会感到疲劳乏力、皮肤干燥,没有光泽与弹性,可有色素沉着;毛发干、脆、易断,颜色变浅至白色,指甲和趾甲生长慢而脆;四肢肌肉变薄萎缩、肌张力下降;消化吸收能力变差,时有呕吐腹泻发生,心率减慢,心音低,血压变低,心电图可表现 T 波的变化;肾脏的浓缩功能变差,尿量增加;手术患者的伤口愈合延迟,患病后的康复期延长;等等。

（3）治疗

1)蛋白质缺乏的饮食治疗原则:饮食治疗的关键就是要早期治疗,要坚持平衡膳食、合理营养。蛋白质缺乏症首先应在膳食结构上予以重视,每天适量多食富含蛋白质的食物,保证有 2/3 是优质蛋白质的食物,治疗效果会很好,同时会较快改善临床症状。在蛋白质缺乏的病情得到有效控制后,保证食物中蛋白质含量要达到人体需求,提供每天每千克体重 1～1.2 克蛋白质,避免再出现蛋白质缺乏的情况。每个患者可结合自己对食物的嗜好,合理配置食物,多吃奶类、蛋类、鱼虾及大豆及其制品等优质蛋白质含量丰富的食物。一个人每天能保证吃"四个一"食物,具体为一个鸡蛋、一杯牛奶、一块肉、一块豆腐或豆腐干。鸡蛋以煮蛋最好,这种方式能保证其蛋白质不破坏、不流失;牛奶可选择全脂牛奶、低脂牛奶;肉可选择猪肉、牛肉、鸡肉或鱼肉;豆腐与豆腐干可红烧,也可与肉类混炒。只要坚持在饮食上能保证蛋白质的摄入,纠正蛋白质缺乏症还是较容易且有效的。

2)肠内营养补充剂:肠内营养补充剂指通过人体的口腔服用,经正常的消化道吸收的制剂,常有蛋白粉、蛋白片与氨基酸溶液等。这种补充方法适合能够自己进食或者用鼻饲管帮助进入消化道的患者。当患者确实不能保证蛋白质的摄入需要量,常见有进食困难,吃的东西极少,或者因疾病影响长期蛋白质摄入不足,一般情况下经过一段时间补充会改善临床症状。医院备有专门配制的要素膳,含有蛋白质和人体必需的其他营养素,如必需脂肪酸、维生素等,以满足不同患者(如肝病、肾病、急性创伤等不同病种)的治疗需求。

3)肠外营养补充剂:肠外营养补充剂在医院提供适时应用。主要针对急危重症患者或经过饮食补充蛋白质和肠内营养补充蛋白质,达不到改善临床症状的患者,可通过静脉补充蛋白质或氨基酸。常用的有人血白蛋白、复合氨基酸、肾病氨基酸与肝病氨基酸等,适合住院患者选用,不宜在家使用,避免少数患者存在对蛋白质过敏的现象,以防出现意外事件。

(4)预防

1)提高饮食的科学素养:蛋白质缺乏症是可以预防的,主要是提高人们的饮食科学素养。一天三餐饭,过去讲养命,现在讲养生。蛋白质是一种生命营养素,没有蛋白质就没有生命。平时只要坚持合理营养与平衡膳食就不会出现蛋白质缺乏症。要养成良好的饮食习惯,纠正偏食的不良习惯。患有基础疾病如肝病、肿瘤的患者,需要加强饮食指导,必要时及时添加蛋白质补充剂。

2)预防原发疾病：人体蛋白质的代谢会受到某些疾病的影响，如慢性肝病，患者的胃口差，进食减少，蛋白质摄入量不足，肝病患者体内蛋白质合成受到影响，会出现临床常见的血白蛋白降低、白球蛋白比例倒置，甚至出现腹水、下肢凹陷性水肿等。做好脂肪肝、酒精性肝病等肝脏疾病的预防工作，提倡养成或保持良好的生活与饮食习惯，如不吸烟、少喝酒、不挑食等，预防与减少疾病。患病后要树立信心，在医生的指导下控制病情发展，避免发生蛋白质缺乏症。

(5)康复

1)心理调整与运动促进：蛋白质缺乏症存在一定的危害，首先要从心理上调整，要有战胜疾病的决心，努力从膳食结构和饮食习惯方面入手，学习科学膳食和合理饮食的基本知识，做好每日的膳食结构合理化，逐步改变蛋白质的摄入不足，有效改善蛋白质缺乏症。

运动可促进新陈代谢、增强食欲、促进肠胃运动、增强消化。如运动量太少，静坐太多，食物吃得偏少，蛋白质摄入不够会影响疾病康复。每个患者应根据自己的体力选适量的运动，如慢跑、快走、太极拳、打球、骑自行车等，运动对人的健康非常有益，人在运动中可调整心情，提升愉快感和幸福感。

2)复查医学指标：临床上蛋白质缺乏症需要了解蛋白质水平，具体抽血检测血白蛋白、球蛋白、运铁蛋白、前白蛋白、视黄醇结合蛋白等，常用的指标是血白蛋白水平，正常值是 3.5～5.5 克/升，如果低于 3 克/升要引起注意，通过强化食补使之达到正常水平，在膳食补充仍不足于纠正白蛋白的基础值时，要及时去医院就诊，在医生的指导下，需给以蛋白质补充剂或静脉补充白蛋白。患者每年根据自己的病情，至少复查 2～3 次，酌情处理。

2.蛋白质—热能营养不良

（1）常见原因

蛋白质—热能营养不良主要是由于食物的蛋白质和能量都供应不足或因某种疾病而引起的营养不良，在战争年代或贫困的国家或地区的人群中多见。因疾病引起的蛋白质—热能营养不良，在患有上消化道溃疡、慢性肠炎或慢性肿瘤的患者中比较多见。

19.蛋白质—热能营养不良

（2）常见临床表现

蛋白质—热能营养不良的临床表现呈现多样化，与蛋白质和能量缺乏的病情严重程度、持续时间、患者的年龄、有无并发症或伴发病等有关。常见有胃纳欠佳、体重偏低甚至消瘦、身体皮肤干燥且弹性差，毛发干燥而无光泽等，部分人群可有头昏、乏力、轻度贫血，严重的患者可有下肢水肿等体征。

（3）治疗

蛋白质—热能营养不良的治疗应该重视饮食营养治疗。营养治疗很重要的一点是每天给患者提供平衡的膳食，合理搭配各种食物，保证人体各种必需的营养素。可以根据病情，合理选择口服营养制剂治疗，如在医生指导下选择口服蛋白粉，重度低白蛋白血症患者可酌情静脉补充血浆白蛋白，但应在医院中进行输注，以免发生意外事件。根据患者的体重，给予相对较高的能量摄入，例如可增加每天的餐次，可安排每天5～6次的主食。如原来每天4两米饭，现可增加2两米饭或2两稀饭，在稀饭中可加入黑米、红枣、核桃、花生等坚果或干果。经过数周或数月，可改善临床症状，逐步增加体重，增强抗病能力。

（4）预防

应多选富含蛋白质和热能的食物。蛋白质—热能营养不良完全可以预防，只要养成良好的饮食习惯，保证每天的正常科学的摄食，就能达到很好的预防目的。富含蛋白质的食物有乳制品、大豆及其制品、鱼虾类、瘦肉类与蛋类等。人体中的热能主要来自碳水化合物、脂肪与蛋白质三大产能营养素，这三者的比例应该科学合理。安排好每天三餐如大米、面条、馒头等主食的摄入，可保证能量的需求。合理的烹饪方法如炒、蒸、煮、炖等可以避免蛋白质、脂肪、维生素等营养素的流失。尽量少用或避免油炸、熏烤与腌制的方法，若长期选用不仅易造成食品营养素的丢失，还十分不利于人体的健康。

（5）康复

蛋白质—热能营养不良的康复要坚持较长的时间，而且要隔期去医院复查。不仅要重视每天饮食中营养素的合理搭配，还需要及时治疗基础疾病如肿瘤、慢性肝病、肾病等，这些人群应逐步达到饮食中摄入的蛋白质及热能满足人体的需求。当患者存在食欲差、进食困难时，应在医生指导下选择肠内营养补充剂，以加快疾病的康复。患者对康复治疗要有信心，不仅要养成良好的饮食习惯，避免偏食、挑食的不良饮食行为，还要始终保持好心情，这对提高消化道的功能与增加食欲、改善对食物的消化与吸收能力都很重要。此外，患者还要参加适量的运动，运动可促进胃肠蠕动、改善消化功能与增加食欲。运动还可使人心情舒畅，保持良好的精神状态，这有利于康复。

在康复阶段复查有关医学指标时，重点要关注血白蛋白的水平是否正常、体重有否增加或增长的千克数，原先临床表现的水肿是否消退，这些都是康复的评价指标之一。

（二）维生素缺乏症

1.维生素A缺乏症

（1）常见原因

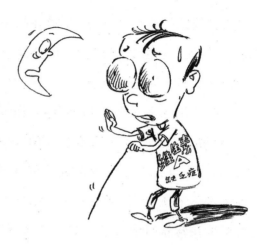

当人们平时存在偏食，较少吃富含维生素A或胡萝卜素的食物时，可能会引起维生素A缺乏症；对患有消化系统疾病的人群，因胃肠功能的紊乱可影响人体对维生素A或胡萝卜素的吸收；患肝病时因食欲不振，体内维生素A储存量会减少；部分儿童和青少年有不良饮食习惯，不喜欢吃橘红色的食物，如南瓜、橘子、枸杞等，平时不吃或少吃鱼类、动物肝脏等，长期如此致维生素A与胡萝卜素摄入不足；此外，有些患者因病长期禁食，这些都会造成维生素A缺乏。

（2）常见临床表现

维生素A缺乏是常见的维生素缺乏症之一。维生素A缺乏症可引起夜盲，主要造成暗适应能力减退，白天视力正常，当在光线暗时无法看清东西，同时眼干且泪液减少，皮肤干燥、脱屑，还有汗液减少、皮肤出现丘疹等现象。部分人体免疫功能下降，容易发生呼吸道、胃肠道及泌尿道感染。严重缺乏维生素A还有可能引起干眼病，甚至导致失明、脑发育受损、皮肤病变。维生素A缺乏对儿童的生长发育及牙齿生长存在一定影响。维生素A缺乏还可影响生殖功能，致女性的生殖系统黏膜发生

133

角化,男性的睾丸发生退化。

（3）治疗

维生素 A 缺乏症的治疗首先要重视饮食营养治疗，每天持续选用富含维生素 A 和 β-胡萝卜素的食物，维生素 A 存在于动物肝脏、蛋类、鱼类及鱼肝油中；植物中所含的 β-胡萝卜素进入人体后，可在肝中转化为维生素 A。

20.维生素 A
缺乏症

平时多选用维生素 A 丰富的食物，如鲫鱼、白鲢、鳝鱼、鱿鱼、蛤蜊、牛奶等；富含胡萝卜素的食物，如菠菜、胡萝卜、韭菜、油菜、荠菜、马兰头等。部分患者可选用鱼肝油纠正维生素 A 缺乏症，也可补充维生素 A 补充剂，但要在医生的指导下进行治疗。维生素 A 严重缺乏患者坚持在营养门诊治疗与复诊，将会有效地缓解病情与治愈疾病。

（4）预防

人们要养成良好的生活习惯，学习营养知识，了解常用食物的维生素 A 的含量，平时多选用富含维生素 A 的食物，可以有效预防维生素 A 缺乏症。维生素 A 广泛存在于乳制品，如鲜奶、酸奶、动物肝脏等食物中。新鲜蔬果中的 β-胡萝卜素可以在人体内转化成维生素 A，如胡萝卜、番茄、地瓜、红辣椒、芒果、西兰花、苋菜等。如人体在短时间内摄入过量的 β-胡萝卜素有可能会使人的皮肤发黄，一旦减少摄取量，皮肤就会恢复正常。平时注意烹饪方法，因胡萝卜素和维生素 A 是脂溶性维生素，经过油炒后，能促使人体对其吸收，但炒菜时油温不要太高，尽可能不出现油烟，如油锅冒烟则油温已超过 200℃，会导致食物中的维生素 A 的破坏与流失。

（5）康复

维生素 A 缺乏症患者，在选用维生素制剂治疗时，首先要在每天坚持平衡膳食的前提下进行,且不能以药物代替食物,更不能急于求成,短期内加大剂量治疗,这将会导致维生素 A 的中毒。

2.维生素 B_1 缺乏症

(1)常见原因

维生素 B_1 缺乏症主要是由于平时富含维生素 B_1 的食物摄入不足,消化道对维生素 B_1 的吸收和利用不够,需要量增加或者消耗过多引起。谷类食物中维生素 B_1 丰富,如大米、面粉、玉米、小米中的含量都比较多。长期偏食、挑食或采用的烹调方法不合理,均会导致维生素 B_1 摄入量不足。常见患有胃肠道与肝胆疾病患者,或经常选用泻药人群可能会出现维生素 B_1 吸收不良或利用不足。酗酒也是导致维生素 B_1 缺乏症的常见原因,时间一久,就会出现一系列临床症状。

(2)常见临床表现

人体内缺乏维生素 B_1 时,神经系统因能量供应不足而发生神经病变,常见有两下肢肿、容易疲劳、厌倦、厌食;中枢神经系统缺乏能量,表现为情绪低、记忆差、精力不足;心脏缺乏能量时,自觉心脏搏动异常、心脏扩大等。维生素 B_1 缺乏症的临床表现类型分为亚临床型、神经型、心血管型、婴儿脚气病四种。亚临床型患者的临床表现无特异性,常见有烦躁、易激动、时有头痛、食欲不佳、下肢酸痛等;神经型患者的临床表现有四肢疼痛、膝反射与腱反射消失,严重患者肢体的肌肉萎缩;心血管型患者的临床表现有心悸、气急、心前区胀闷;婴儿脚气病的临床表现有下肢水肿,严重者全身水肿,部分患儿可伴发神经精神病变。

(3)治疗

维生素 B_1 缺乏症治疗,首先是饮食营养的治疗,注意平时不要长期食用精细的米与面,平时细粮和粗粮要搭配着吃;烹调食物时不要加碱;每天适量吃一些动物肉类、蛋类和豆制品等;要纠正偏食、挑食的不良饮食习惯。

当出现维生素 B_1 缺乏症的症状时,在做好平衡膳食和合理营养基础上,在医生指导下选用口服维生素 B_1,每天坚持选用,待临床症状改善后,可停用维生素 B_1 口服片,但仍需坚持饮食治疗。对临床表现严重的维生素 B_1 缺乏症,医生会给予维生素 B_1 针剂,待病情好转后可改为口服维生素 B_1,连续数周,直至临床症状消失或治愈。在治疗过程中需提醒患者保持健康的生活方式与合理的营养。

(4)预防

维生素 B_1 缺乏症重在预防,只要做好平衡膳食,保证合理营养,一般不会发生该病。首先要坚持每天吃富含维生素 B_1 的食物,如大米、小米、面粉、动物肉类、蛋类及新鲜蔬菜(如芹菜、白菜)等。另外,为了满足身体对维生素 B_1 的需要,预防维生素 B_1 缺乏症,需掌握合理的烹饪方法。首先要尽量提高食物中维生素 B_1 的保存率和利用率。如捞饭的方法不好,要提倡不弃汁的蒸饭方法。由于面粉中的维生素 B_1 在碱性环境中容易被破坏,故不宜在发面时加碱,可应用鲜酵母发面。平时煮面条时,面条中的维生素 B_1 会流失到面汤中,有些人习惯把面条捞起放入开水加调料,而弃去面汤,这也会使维生素 B_1 流失,十分不妥。高温油炸食品也会影响维生素 B_1 的保存,平时要少吃油条和油饼等油炸食品。

(5)康复

维生素 B_1 是唯一防治脚气病的营养素类药物,最基本而有效的方法是注意饮食平衡,避免长期吃精米或精面,每周应吃粗粮和杂粮。采取科学的烹调方法,保存食物中维生素 B_1 的含量。

注意平时观察临床的表现,经治疗后,临床症状会慢慢好转,但要彻底改变不良的饮食习惯,保证每天的食物中维生素 B_1 的标准量摄入,则会得到较理想的康复。

3.维生素 B_2 缺乏症

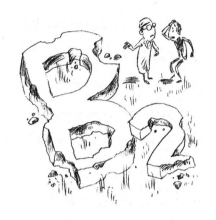

（1）常见原因

维生素 B_2 又称为核黄素,属于水溶性维生素。当人们每天选用的食物中维生素 B_2 含量不足或缺乏,或对维生素 B_2 吸收发生障碍,或人体对维生素 B_2 的需求量增加时,都有可能发生维生素 B_2 缺乏症。

常见的发生原因,有偏食或挑食、长期禁食或进食过少;因不科学的烹调方法,如蔬菜先切后洗、切后放置过久、牛奶多次加热等均会引起维生素 B_2 流失;此外,如经常食用脱水蔬菜类食物、长期选用方便面等,都是维生素 B_2 缺乏症的因素之一。

21.维生素 B_2 缺乏症

某些慢性消化系统疾病会影响人体消化道对维生素 B_2 的吸收,如慢性胃炎、慢性结肠炎、消化道肿瘤等各类疾病。嗜酒的人群对维生素 B_2 的吸收能力会变差。

剧烈运动或工作压力大,长期处于精神紧张时会增加体内对维生素 B_2 的需求,如又缺乏运动营养的知识,没及时补充维生素 B_2,就有可能出现维生素 B_2 缺乏症。临床上常见的肺炎患者、肝炎患者、甲状腺功能亢进症患者及肿瘤患者,因体内对维生素 B_2 的需求和消耗均增加,而疾病又影响了食欲,进食较少导致维生素 B_2 摄入不足,从而引起维生素 B_2 缺乏症。

此外,某些肿瘤的化疗药物、精神病的用药,在一定程度上弱化了维生素 B_2 的利用度,有可能使患者出现维生素 B_2 缺乏的症状。

(2)常见临床表现

维生素 B_2 缺乏的临床表现多样化,患者自觉虚弱、乏力、易疲劳、口角疼痛、张口不适、眼睛瘙痒或发热等。如不及时补充维生素 B_2 进而可以出现口腔、唇部、脸部、生殖器官等部位皮肤或黏膜的病变。男性表现为类似阴囊湿疹的阴囊炎,女性可出现阴唇炎。部分患者出现舌炎,舌面颜色不匀呈红紫色相间,边界清。也可以表现有唇炎、口角炎与脂溢性皮炎,视力下降、视力模糊、流泪与畏光等。长期缺乏维生素 B_2 会增加宫颈癌、食道癌的发病风险。儿童长期缺乏维生素 B_2 将会影响到生长发育,导致生长迟缓。

(3)治疗

饮食营养治疗是维生素 B_2 缺乏症的基础治疗。养成良好的饮食习惯和科学用膳十分重要。平时适量摄取富含维生素 B_2 的动物类食物,如动物肉类及动物内脏,肝、肾、心及蛋类,蛋黄中维生素 B_2 含量丰富;乳类及其制品、鱼类、绿叶蔬菜及豆类的维生素 B_2 十分丰富。为保持食物中的维生素 B_2 含量,合理的烹饪方法很重要。维生素 B_2 为水溶性维生素,溶解于水,平时做到减少淘米的次数,蔬菜先洗后切,避免蔬菜浸泡于水,这都有利于保留食物中更多的维生素 B_2。炒菜时应采用急火快炒、清蒸、水煮、炖汤等科学烹调方法,避免高温油炸以减少维生素 B_2 的丢失。酒精、咖啡因、茶碱会影响人体对维生素 B_2 的利用,要适当限制选用。原则上通过合理调整饮食的结构,多选择富含维生素 B_2 的食物,只要做到科学烹调,都可以改善维生素 B_2 缺乏症状,防止病情加剧。

在饮食治疗基础上,为加快疾病的康复和治愈,还需应用药物治疗。

常选用维生素 B_2 片或选用膳食补充剂，一般坚持口服补充数周可以缓解临床表现。必要时，对严重的患者，医生会采取静脉制剂，如水乐维他制剂用于静脉输液，是一种多种水溶性维生素混合物冻干制剂，应在医生指导下使用。

（4）预防

对于维生素 B_2 缺乏症的预防，关键是要养成一个良好的饮食习惯，平时从食物中获取维生素 B_2 是预防维生素 B_2 缺乏的主要方法。注意多吃一些富含维生素 B_2 的食物，纠正偏食与挑食的不良饮食习惯，掌握科学的烹调方法。

治疗原发病十分重要，尤其是影响维生素 B_2 的吸收与利用的食道和胃肠道的疾病，要及时增加摄入富含维生素 B_2 的食物，以补充人体对维生素 B_2 的需求。此外，要保持饮食的心理健康，积极克服不良的饮食习惯，避免发生维生素 B_2 缺乏症。平时拥有一个良好的生活方式，每天起居有规律，做到一日三餐饮食选择合理，不饥不饿，不暴饮暴食，始终保持胃肠道健康。

坚持动静结合、劳逸结合的生活方式，坚持每天有半小时适当的健身活动或有氧运动，这不仅能促进体质健康，还会消耗一定的能量与增强食欲和吸收功能，有利于各种营养素，包括维生素 B_2 的吸收与利用。

（5）康复

维生素 B_2 缺乏症的症状经过有效的饮食治疗和药物治疗，可以在短期内明显减轻或缓解。必要时，可以通过实验室的血和尿的维生素 B_2 的测量来判断是否达到正常值。

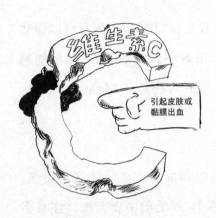

引起皮肤或
黏膜出血

4.维生素C缺乏症

（1）常见原因

维生素C又称抗坏血酸，属于水溶性维生素。因人体内不能自身合成，只有通过每天的食物摄入满足人体的需求。如人体摄入维生素C不足，有可能引起维生素C缺乏症。当人体对维生素C需要量增加或者对维生素C吸收产生障碍时，也会引起维生素C缺乏症。

维生素C缺乏的常见原因主要是新鲜的蔬菜与水果摄入太少。维生素C广泛存在于新鲜蔬菜与水果中。只要每个成年人每天保持摄入400～500克的新鲜蔬菜，其中保持三分之二是深绿色蔬菜；每天摄入200～400克的新鲜水果，一般不会患维生素C缺乏症。如果食物中的维生素C受到储存、加工与烹调影响容易被破坏；部分人平时不喜欢吃蔬菜水果；在食物经过长时间的烧煮后，容易致食物中维生素C流失。患有慢性疾病，如消化道的炎症、慢性肿瘤及口腔疾病的缺牙都会影响对食物中维生素C的消化、吸收与利用。老年人群是维生素C缺乏的重点人群，不仅有常见慢性疾病，如慢性胃炎、慢性肠炎及胃肠道功能失调等，大部分因牙齿脱落致蔬菜和水果摄入不够，而且平时喜欢把蔬菜煮久煮软，导致维生素C的摄入量与吸收量减少；当服用某些药物，如阿司匹林、强的松等也会影响维生素C的代谢，这都有可能致维生素C缺乏而出现临床症状。

（2）常见临床表现

维生素C缺乏在早期无特异性表现，患者仅感疲倦、食欲减退、刷牙时牙龈出血等。因维生素 C 缺乏时,人体内的毛细血管脆性会增加,容易引起皮肤或黏膜出血。如有时患者肢体在碰撞后,皮肤会出现瘀点或瘀斑;在咬食物时,自觉齿龈肿胀容易出血。部分严重患者甚至会发生颅内出血,尤其是老年患者,由于动脉硬化,血管的脆性增加,还会有可能发生急性事件。由于维生素 C 摄入不足,还会影响到人体对铁的吸收,容易发生缺铁性贫血。一旦持续时间较长,又没及时治疗,部分人可能出现贫血性心脏病。另外,维生素 C 缺乏,人体的免疫力低下,抗病能力下降,对皮肤与黏膜创口的愈合都会有一定的影响。

（3）治疗

不同年龄的人群对维生素 C 的需求不相同,根据中国居民维生素 C 的参考摄入量:18 岁以上成人每天为 100 毫克。这就要求确保每天要吃富含维生素 C 的各种新鲜的蔬菜和水果,尤其是深色的蔬菜和水果中维生素 C 的含量更高,如辣椒、芥菜、花菜、苦瓜、西兰花、鲜枣、猕猴桃、柑橘等。

掌握合理的烹饪方法十分重要,维生素 C 溶于水,注意食物储存、加工与烹调时尽量保留更多的维生素 C,如蔬菜要先洗干净再切,切好后立即炒,炒菜时要高火急炒,炒好后尽快食用。如能生吃的蔬菜尽量生拌。烹调时避免加碱,盐要迟加,可加少量醋,以减少维生素 C 的损失。

若临床上出现维生素 C 缺乏症的症状比较明显,已影响到生活,如口腔黏膜破损疼痛、四肢皮肤有出血的瘀斑等,可使用维生素 C 片剂口服,饮用维生素 C 泡腾片。如患有疾病与维生素 C 缺乏直接有关,或使用维生素 C 可加快疾病的康复,医生会及时选择维生素 C 针剂,采用静脉输液治疗,这需在医生指导下且在医院内治疗。

141

（4）预防与康复

维生素 C 缺乏症可防可治，一般情况下只要做好科学配菜，合理用餐，就能较快地纠正维生素 C 缺乏，临床症状比较容易康复。对于严重的维生素 C 缺乏患者，尤其患有某些慢性疾病，特别是慢性肿瘤的患者，可进行血的维生素 C 的测定以评估人体的维生素 C 的体内水平，随时做好补充治疗。

5. 维生素 D 缺乏症

（1）常见原因

中国居民维生素 D 缺乏症人群较多，维生素 D 缺乏的主要原因是长期膳食中缺乏维生素 D 摄入和日光照射不足。部分患者因患胃肠疾病，影响了维生素 D 吸收。老年人及肝肾疾病患者可能会影响到维生素 D 羟化作用，导致体内的维生素 D 不足。

因日光照射不足致人体内的维生素 D 不足的人群比较多见，人们从照射日光中的紫外线中获得维生素 D 的意识缺乏，已成为社会的公共卫生问题。这与现代人对阳光的回避、城镇的高楼大厦、高密度的排屋减少了人们接触阳光的时间及老年人行动不便而外出机会减少，青少年在野外活动时间不足、运动减少等有关，这些原因都可能使人体出现维生素 D 缺乏症。

人们饮食中维生素 D 摄入不足，部分人怕海水污染而少食海水鱼，少数人怕自己肥胖超重少吃或不吃动物肝脏和蛋黄等食物，也是一个导致维生素 D 缺乏的原因。患有慢性胃肠道疾病会减少维生素 D 及钙与磷的吸收和

22. 维生素 D 缺乏症

利用。人体的肝脏和肾脏是羟化维生素 D 的器官,当这两个器官有病时可对维生素 D 的合成产生影响。此外,长期服用某些药物如苯妥英钠也是维生素 D 缺乏的原因之一。

(2)常见临床表现

维生素 D 缺乏症可表现为腰部与背部和腿部的慢性疼痛,每当腰部和下肢活动时疼痛可能会加剧。维生素 D 缺乏时有一部分人可出现肌肉的轻度抽搐,严重时会影响到骨代谢,容易发生自发性骨折或骨裂。维生素 D 缺乏可致人体内对钙和磷的吸收减少,直接会影响骨钙化,不仅会导致儿童骨骼和牙齿的发育迟缓,还会使中老年人患骨质疏松症时在某种诱因下并发骨折。

(3)治疗

人体要保持维生素 D 的需求水平,需要提高科学养生的素养,做好饮食治疗、运动治疗和药物治疗。婴幼儿、儿童、青少年及老年人要注意饮食的合理,保持鱼类、蛋类、动物肝等适量摄入。前者在生长发育过程中,适当补充鱼肝油制剂;后者根据个人饮食嗜好和牙齿的健康程度,多吃各种鱼类,如海鱼、河鱼及湖鱼。烹调鱼宜清蒸,不宜油炸。坚持每天吃一个鸡蛋。鼓励人们增加户外活动,部分人可选用维生素 D 强化的牛奶。每天坚持 20 分钟到半小时在阳光下运动,如散步、快走、打球、骑车,不要强求带帽子、涂防晒霜等。对老年人在阳光下运动,建议戴上有色眼镜,以防紫外线对视网膜的伤害。生长发育严重迟缓的儿童、骨质疏松症的中老年人及存在明显的维生素 D 缺乏症状的人群,可在医生的指导下使用维生素 D 制剂。

(4)预防与康复

维生素 D 缺乏症一旦明确诊断,通过饮食治疗和药物治疗,病情会缓解且逐步康复。为了使人体对维生素 D 的需求长期能维持正常的水平,应提高对营养知识的认知能力,了解预防的方法。养成良好的饮食习惯、生活方式与按时用餐的规律,这些都对防止骨钙流失有重要意义。积极参加户外活动,接受阳光的沐浴,这是最经济最可及的维生素 D 的补充方法。

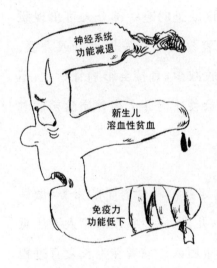

6. 维生素 E 缺乏症

(1)常见原因

由于维生素 E 广泛存在于食物中,只要做好平衡膳食,合理营养,人体一般不会缺乏。一般来说,早产儿容易发生维生素 E 缺乏,这与早产儿的体重和月份有一定的关系,体重越低,月份越小,维生素 E 缺乏越严重,这需要加强对孕妇的健康教育。

部分儿童和成年人由于对食物吸收不良,也有可能出现维生素 E 缺乏。成年人缺乏维生素 E 与饮食摄入量不足有一定的关系,如低体重与高体重的过度减肥,与患有胃肠道吸收障碍的疾病,如慢性胃炎、慢性肠炎等因素也有关系。

(2)常见临床表现

维生素 E 是一种高效抗氧化剂。维生素 E 缺乏可导致神经系统功能减退,患者可以出现脑和周围神经系统的症状,如记忆力减退、脑动脉硬化等。老年人的免疫功能低下,老年斑增多,甚至影响人体的抗自由基的能力。早产婴儿缺乏维生素 E,还可出现新生儿溶血性贫血,这与红细胞溶血有关。少数儿童可患脊髓小脑病，部分妊娠妇女容易发生流产或早产，男性生育能力低下等。缺乏维生素 E 还与人体肿瘤的发生、老年人白内障等有一定的关系。

（3）治疗

维生素 E 缺乏症的膳食治疗是基础的治疗。平时注意摄入富含维生素 E 的食物，如各种多油的种子及其植物油，如花生、瓜子仁、茶子、玉米等及由其制成的食用油，如常见的花生油、葵花籽油、茶油、玉米油等。谷类、坚果类和绿叶蔬菜也应是饮食中维生素 E 的重要补充来源。

维生素 E 分布于天然食物中，其含量受到食物的种类、地域及收获季节的影响，还与加工和贮存的方法也有一定的关系。维生素 E 不耐高温，应避免食物的油炸与高温烹调。对于特殊的人群，如孕妇、中老年人在必要时可口服维生素 E 胶囊，改善临床症状，促进健康。某些药物，如硫糖铝片、新霉素的服用对人体的维生素 E 吸收也会有一定的影响，应当注意。

（4）预防与康复

维生素 E 属脂溶性维生素，人体对其需求量不大，平时经常摄入含维生素 E 丰富的食品，做好合理营养、平衡膳食，一般不会发生维生素 E 缺乏。只有当某些特殊人群，如孕妇的生理需求增加、老年人的消化吸收能力下降，会发生维生素 E 的缺乏。另外，某些消化系统的疾病长期得不到有效治疗，也是一个重要的原因。为此，学习中国居民平衡膳食的原则，强化科学的饮食习惯和良好的生活方式是预防的关键。了解维生素 E 在人体中的水平，可进一步测定血清维生素 E 含量，一般临床较少开展。只要坚持合理饮食，必要时补充以后，都能得到较好的康复。

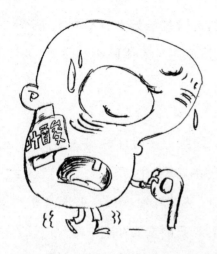

7.叶酸缺乏症

(1)常见原因

叶酸属水溶性维生素,人体内维持正常的水平,可以预防和减少疾病。常见缺乏原因主要是饮食中叶酸摄入量不足,其中大多数人群与长期偏食所致的营养不良有关,部分人与平时采用的食物烹调方法不妥也有关。当患有某些疾病,而存在小肠吸收的功能不良,如乳糜泻时人体对叶酸的吸收率下降会引起叶酸缺乏症。部分人对叶酸的需求量增加,而食物中的叶酸量摄入偏少或过少,如妊娠妇女、甲状腺功能亢进、慢性炎症及患有肿瘤时,都可能出现叶酸缺乏症。在胃切除和空肠切除术后,叶酸的吸收会受到一定的影响。另外,某些药物如氨苯喋啶,抗结核药也会影响人体对叶酸的利用。

(2)常见临床表现

当人体缺乏叶酸时,自觉头晕、疲倦、四肢乏力,有时会感走路不稳、记忆力减退等表现。人体叶酸缺乏时,少数人会出现巨幼红细胞性贫血,主要是骨髓中幼稚红细胞量增多,红细胞核发育不良,表现为巨幼红细胞。临床表现为贫血与消化道功能紊乱。贫血的典型表现有头晕、疲倦、耳鸣、记忆力变差等症状,同时伴有舌炎,感舌痛;食欲不佳或腹胀、腹泻等。当孕妇体内缺乏叶酸可能会使胎儿的畸形率增加,可出现胎儿神经管畸形。中老年人摄入叶酸不足甚至叶酸缺乏也会致动脉硬化或患心血管疾病,这与叶酸缺乏致血同型半胱氨酸水平升高相关。

（3）治疗

人体对叶酸的需求量虽然不大,然而当食物中叶酸摄入偏少,一旦人体对叶酸的需求量增加时,就会出现叶酸缺乏症。及时纠正叶酸缺乏症的膳食治疗原则,首先要增加膳食中叶酸的摄入量,保证每天都能选用绿色蔬菜和水果,如菠菜、香菜、橘子等。每天选用一次生吃蔬菜,如莴笋、黄瓜、生菜等。每天吃两种水果,如一个苹果和一个香蕉。蔬菜和水果不仅含有丰富的叶酸,还含有丰富的维生素 C。富含叶酸的蔬菜和水果有菠菜、芦笋、芥菜、柑橘、草莓、西兰花、西红柿、花生、莴苣、生菜、香蕉和葡萄柚等。每天食用富含叶酸的食物同时,还要保证膳食中动物类食物,如肉、鱼、奶与蛋类等,保持人体对蛋白质、铁、铜、硒和各种维生素的需求。

对叶酸缺乏的重点人群,如孕妇要强化补充叶酸,特别在全面二孩政策下,部分高龄妇女准备生育二胎,对于孕前、孕中的叶酸补充尤其重要。中老年人要学习营养的科普知识,养成良好的饮食习惯,保证每天选用新鲜蔬菜和水果,这也是促进长寿、提高生活质量和生命质量的重要方法。临床发现贫血的患者如与叶酸缺乏有关,应在医生指导下,每天增加叶酸片的补充。叶酸缺乏症的补充剂除叶酸片外,一般在膳食补充剂中也都含有一定量的叶酸。

（4）预防与康复

正常人只要能保证一日三餐的科学进餐,做好平衡膳食,一般身体内不会缺乏叶酸。特殊人群对叶酸的需要量增加或对叶酸的吸收不良要加以重视,如准备怀孕的新婚夫妇、孕妇等特殊人群。对患有慢性疾病,如胃炎、肠炎、恶性肿瘤、甲状腺功能亢进症疾病等有可能致人体对叶酸的吸收减少或需要量增加,应该加强预防措施和治疗原发病。

应该调整好饮食的心理，纠正偏食或少食的行为。特别对老年人，不应该认为人老牙落，能吃则吃，不能吃或不好吃就少吃或不吃，这都有可能造成叶酸的缺乏。老年人要采取少吃多餐，水果压汁，蔬菜切丁或压汁，增加调味品促进食欲，如用番茄酱、醋等。

各类人群应该注意劳逸结合，周末增加户外活动，增进与社会的交流与沟通，保持愉快的情绪，可促进食欲，以加强对各类食物的摄取，预防叶酸缺乏症。

人体的血清叶酸水平可通过生化的检测，给临床治疗作参考。患者可做生病前后的叶酸数据对比，酌情补充。

148

（三）矿物质缺乏症

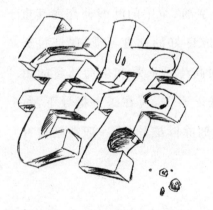

1.缺铁性贫血

（1）常见原因

正常人体对铁的吸收和排泄始终保持着动态平衡。人体一旦摄入的食物中铁不足或因某种原因失血，就容易发生缺铁性贫血。常见患缺铁性贫血的人群有儿童、妇女、老年人、孕妇和产妇等。他们常有饮食中铁的摄入不足、对铁的需要量增加、铁的丢失过多及铁的吸收障碍等。某些药物，如溃疡病时服用碳酸钙或硫酸镁可抑制铁的吸收。萎缩性胃炎患者在胃、十二指肠手术后因胃酸减少也会影响身体对铁的吸收。女性若月经量过多容易导致体内铁的丢失过多，妊娠期和哺乳期妇女因对铁的需要量增加,未及时进行补充常会导致缺铁性贫血。

（2）常见临床表现

23.缺铁性贫血

缺铁性贫血因为发病缓慢,早期无明显症状,很容易被忽视。当病情严重时可以出现面色苍白、乏力、头晕、活动后时有心悸等症状。儿童患者可出现发育不良,平时学习注意力不集中,体力活动后易感疲倦等。轻度贫血患者工作效率要降低20%。部分缺铁性贫血患者可导致记忆力减退,智力偏低。老年患者时见头晕、蹲位起立有眼前发黑等症状。缺铁性贫血可防可治,但如不及时发现,长期缺铁且血色素低于正常值的50%,部分患者会并发贫血性心脏病。

（3）治疗

缺铁性贫血患者的饮食治疗是最基础的治疗手段,主要是及时提供造血的原料,可提高血液中的红细胞数量和血红蛋白含量。与红细胞和血红蛋白的生成有密切相关的营养素物质,主要有铁、蛋白质、维生素 B_{12} 和叶酸。含铁丰富的食物有蛋黄、动物瘦肉、动物肝、黑豆、黑米、黑木耳、紫菜和海带等。食用强化铁酱油是补铁的理想方式之一,把平常烹调用的酱油换为铁酱油,不仅保持了原来的生活习惯,而且可以逐渐坚持每日补铁,及时改善缺铁性贫血,缺铁性贫血的患者应该经常选用铁酱油。同时为了促进铁在消化道的吸收,需要补充富含维生素 C 的食物。常见的蔬菜和水果维生素 C 含量都很丰富,特别是深绿色的蔬菜含维生素 C 的量更高。严重的缺铁性贫血患者在医生指导下补充铁剂,会更有效地纠正贫血。但要注意在使用口服铁剂治疗期间,要避免喝茶叶水,因茶叶中的鞣酸会影响人体对铁的吸收,从而影响治疗效果。

临床上还有一类缺铁性贫血患者,由于消化道出血,如胃溃疡、慢性肠炎或慢性消化道肿瘤导致长期慢性失血,血色素很低,患者的临床表现比较严重,医生会考虑给予输血,以尽快改善贫血,减轻临床表现。

(4)预防与康复

缺铁性贫血患者及其家庭成员平时要养成良好的饮食习惯,每天要有含铁丰富的食物摄入,尤其要选用黑色的食物,如黑豆、黑米、黑木耳、黑芝麻等,保证每天摄入一些动物性的食品,如牛排、猪肝、鸡蛋等。每天要多吃新鲜的蔬菜,特别是深颜色的蔬菜,因其含有的维生素 C 更多,可以增加铁剂的吸收,不仅能预防和治疗缺铁性贫血,还能加快缺铁性贫血的康复。

2.低钾血症与高钾血症

(1)常见原因

低钾血症是一种常见而有特殊临床表现,且对生命有潜在危险的钾代谢紊乱。多见于长期饮食中钾摄入过少,如平时常有偏食,进食量又偏少的人群;设法通过减少食物达到减重的肥胖症或超重人群;患有急性或慢性消化道疾病人群,频发的呕吐与腹泻,会引起低钾血症。另外,术后造瘘、引流可以丢失钾而使人体缺钾。甲状腺功能亢进症因体内代谢旺盛,少数人因大量出汗而未及时补充水盐的丢失,时见低钾性周期性麻痹等。

高钾血症一般很少发生。正常人体内电解质会保持平衡,如肾脏承担一定的排钾功能,一般情况下当摄入过多含钾食物,肾脏会通过排尿带出过多的钾,

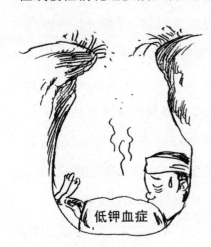

低钾血症

人体不会产生高钾血症。临床常见高钾血症可发生在慢性肾病伴肾功能不全患者处于少尿状况、某种药物中毒；在少尿情况下，用利尿剂不当时或静脉补氯化钾过量等情况。

（2）常见临床表现

低钾血症患者易精神不好甚至萎靡、神情淡漠、厌倦，四肢无力，严重者可有四肢软瘫，不能站立。医生在检查听诊时可发现心音低，心律不整齐。高钾血症表现为肢体乏力，心悸不适，心电图提示心律失常等。测血钾时可发现血钾值低或高于正常水平。临床上如不及时发现和纠正，低钾血症和高钾血症最终都有可能会引发生心脏骤停。医生和患者都要重视低钾血症和高钾血症的常见临床表现，早期发现，及时治疗。

通过进一步做心电图检查可发现心电图异常，血钾的浓度不同则心电图的心律失常表现不尽相同，一旦发现心电图异常，医生会根据临床表现，做出判断，及时处理。常规抽静脉血做生化检查可判断低于正常的血钾水平或高于正常的血钾水平。

（3）治疗

正常人要坚持一日三餐的平衡膳食，合理营养，重视饮食摄入的必要性、科学性。钾对人体的生理调节很重要，首先要做好膳食的补钾，多选用富含钾的各类食物，如水果类的香蕉、橘子等；蔬菜类的西红柿、菠菜等；菌菇类的木耳、蘑菇等；豆类如干豆的黄豆、绿豆，鲜豆的豌豆、蚕豆等；海产品中的鱼类、紫菜及动物肉类等。

低钾血症的常用补充剂是10%氯化钾口服液，这是传统的补钾制剂，补钾效果好且经济。有时选用氯化钾的片剂，这时要注意部分人有胃病，消化功能欠佳，药物到胃内不能及时溶化而对胃壁有一定的不良作用，严重者会胃穿孔，尽量少用或不用。

低钾血症比较严重的患者多数采用 10％氯化钾针剂,加入生理盐水、葡萄糖盐水或林格氏液中,静脉滴注,可及时纠正临床症状。但在静脉滴注时,要注意选用的氯化钾制剂量不能过多,不能急于求成补足。在静脉滴注时,氯化钾对静脉有一定的刺激,患者自觉局部疼痛。另外,过多的单次氯化钾静脉滴注还会造成一时性血钾偏高,容易发生心脏意外。在静脉补钾时,隔 2～3 天要抽血复查血钾,根据血钾的水平,合理补钾,并在医生指导下用药。

(4)预防与康复

开展健康教育与营养知识的普及,努力做好平衡膳食、合理营养,纠正偏食及个人的不良饮食习惯,注意减肥药中的成分,学会膳食钾的补充方法,对预防低钾血症和高钾血症十分重要。患有急性或慢性腹泻患者应及时就医,特别对体弱与老年患者、婴幼儿、儿童与青少年患者中患有急性肠炎,大便呈水样便,一天次数有 10 次以上者,以及肾脏疾病的患者,平时要关注自己的尿量,如已有高钾血症者应及时严格限制富钾食物摄入。预防与治疗原发病,甲状腺功能亢进症、肾脏疾病等患者应在医生指导下规范治疗。适时做血钾检查,了解人体内血钾水平,指导治疗及用量。

低钾血症和高钾血症的康复,其一是观察临床表现的好转与缓解;其二是追踪人体血钾水平。只要保持人体血钾正常水平,规范治疗,能很快得到纠正与康复。

3. 低钙血症

(1)常见原因

人体的钙对生命十分重要,涉及人体骨骼、牙齿的生长与发育,关系

到儿童的生长发育、成年人的骨代谢及
老年人的骨质疏松等。低钙血症的发生
有各种原因，正常人如出现低钙血症，这
与平时食物中钙的摄入量不足或吸收不
良有关。特别是婴幼儿、儿童与青少年，
膳食中钙摄入不足，会直接影响到身高
与发育。中年人不注意膳食中钙的摄
入，有可能提前出现骨质疏松症。老年
人因消化道机能减退，对钙的吸收会有影

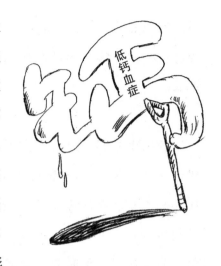

响。人体对钙的储存与利用的能力下降，也会导致钙失平衡。

临床上某些疾病，如甲状旁腺功能减退症、维生素 D 缺乏症、各种肾
病致肾功能衰竭时都可能出现低钙血症；某些肿瘤能干扰骨代谢，可导
致低钙血症。维生素 D 可以促进人体对钙的吸收，当人体内缺乏维生素
D 时，会直接减少钙的吸收量与人体内钙的储备，严重时可引发低钙血
症。因此，营养不良患者、慢性腹泻或者脂肪泻患者、胃切除术后的患者
都有可能因维生素 D 缺乏而影响钙的吸收。

（2）常见临床表现

低钙血症表现在初期常会皮肤干燥、弹性差、瘙痒感、手指或足趾时
感麻木；容易出现毛发稀、指甲脆甚至牙齿松动及骨痛等症状。特别对
比较严重的低钙血症，患者常感两下肢抽搐，骨代谢发生异常后，较早患
骨质疏松症，自觉腰酸背痛，负重能力减退，身高变矮。

低钙血症有一定危害，因患低钙血症时人体的神经肌肉兴奋性会增
高，时可出现肌肉痉挛、肢体麻木。个别严重的低钙血症患者会发生喉
或支气管痉挛，甚至导致呼吸暂停。少部分人出现烦躁或抑郁、认知能

153

力减退的症状。低钙血症在心血管方面可表现为传导阻滞,严重者可出现恶性心律失常。低钙血症临床多见骨痛、骨骼畸形、病理性骨折及佝偻病。

（3）治疗

低钙血症的治疗,首先应做到每天从食物中摄入一定量的钙,成年人每天保证 800 毫克钙的摄入,儿童、青少年、老年人每天保证 1000～1200 毫克钙的摄入,这是最基本的保证。富含钙的食物有牛奶及奶制品、虾皮、鱼类、虾类、海带等,豆类和坚果类含钙量比较多,每天应坚持适量食用。平时要注意减少食物中的植酸、草酸对钙的吸收影响。在坚持每天的足量富钙食物摄入同时,要注意维生素 D 的食物摄入,鱼类是很好的来源,其次坚持经常在阳光下散步、走路或骑车,儿童与老年人享受日光浴是十分有效而经济的维生素 D 补充方法。

低钙血症可以口服钙片和维生素 D 制剂。钙片常有葡萄糖酸钙、枸橼酸钙和碳酸钙,可以根据患者病情选择性应用。鱼肝油富含维生素 D,能促进钙的吸收,因维生素 D 属脂溶性维生素,不能多服,为避免发生中毒现象,应在医生指导下应用。

在临床上如见低钙血症症状明显,伴有手足抽搐或心律失常等,应去医院接受急诊处理,通常采用 10％葡萄糖酸钙静脉用药。

（4）预防与康复

对婴幼儿、儿童与青少年、更年期妇女及老年人,要关注低钙血症的临床症状,如有某种表现,应定期复查血钙,有条件者可做骨密度检查。对已患原发病,如患有原发性和继发性甲状旁腺功能减退症、维生素 D 缺乏症及慢性肾病致肾功能不全时,在常规治疗的同时,注意是否同时患有低钙血症,及时检查血钙的水平。对老年人要积极引导,注意普及

154

补钙的常识,纠正不良的饮食习惯,增加运动以促进钙的吸收。在做好平衡膳食的基础上增加食物钙的摄入量,提倡健康的人多参加户外活动,每天晒太阳20分钟到半小时,以促进人体对钙的吸收。经过食物钙的补充,合理的维生素D的补充及对原发疾病的治疗,都可以及时纠正低钙血症,这是可防可治的疾病。人体血钙的水平,可通过血生化检查,了解人体是否存在低钙血症。

（张爱珍）

六、 运动营养与健康

（一）运动与营养

随着社会经济的发展，运动已经成为人们生活的一部分，然而我们发现积极参加运动锻炼的多为老年人，老年人的运动频率远高于上班族和学生。其中，刚入职场的年轻人、中年人与中小学生是最缺乏运动的三大群体，其健康意识淡薄，健康生活的理念没有得到足够的重视。上班族由于工作忙碌、缺少时间、生活压力大、饮食不规律，被快节奏的生活所裹挟，较少的人保持着运动的习惯，致使很多年轻人处于亚健康状态。大学生由于学习任务繁重，娱乐方式过多，挤压锻炼时间，运动次数少而没有养成运动的习惯，使得现在大学生的身体素质下降得比较明显，主要表现在肺活量、速度、耐力和力量等体能素质方面。中小学生主要由于当前教育导向的偏离，应试教育使得学生面对巨大的升学压力，学校、老师和家长都重视考试分数，忽视孩子的体育锻炼；其次，现代生活方式，特别是家庭轿车的普及，步行和骑车运动减少，也会使我国中小学生运动量不足，身体素质不断下降，许多疾病呈年轻化趋势，如肥胖症困扰着青少年的健康成长。

国家积极倡导全民健身，人们应提高健康意识，让运动成为一种生活习惯和一种生活理念。应培养青少年的社会责任感，懂得身体健康不仅是对自己负责，更是对家人、社会和国家负责。重视良好生活习惯的养成，规律作息，适度运动，提高身体素质，从而营造全民运动氛围，强身健体。

同时，随着居民收入、消费水平的提高，食物质量和营养摄入结构有了明显的改善，营养与健康已成为人们日常生活中最关注的话题之一。但是，居民膳食结构仍存在不合理现象，豆类、奶类消费量依然偏低，脂肪摄入量过多,部分地区营养不良的问题依然存在,超重肥胖问题凸显,与膳食营养相关的慢性病对我国居民健康的威胁日益严重。公众普遍缺乏营养科学知识和均衡营养的意识。公民应主动学习和接受营养科学知识,树立正确的营养理念,合理选择食物,均衡营养,积极运动维持适宜体重,保持健康的生活状态,从而提高抵御各种疾病的能力。

运动与营养是促进健康的两大基本要素,而运动与营养又是相互促进、相互影响、密切相关的。合理的营养应与每个个体的生长发育、身体能量需求相适应。运动者需要足够的能量、蛋白质、脂肪、维生素、无机盐、水等营养素,以促进机体的恢复,因此应该重视运动前、运动中、运动后的营养策略与干预措施。肌纤维中糖原的水平与运动损伤的发生有直接的关系,合理营养有利于预防运动损伤。

(二)运动后营养补充的重要性

运动后营养补充及饮食选取需要结合个人自身实际情况,科学地制订饮食计划,以满足身体各项功能对不同营养素的需求。营养食材要全面摄入,不要挑食和偏食。

1.水分补充

水是人体重要的组成成分,大约占人体体重的60%。人在运动的过程中会消耗大量的水分,身体中的水盐失衡是造成身体运动能力下降,影响运动健身效果的主要原因之一。一旦人的水分损失量达到体重的2%～3%,运动能力就会受到影响。因此,在健身运动中要注意及时补水,维持身体的水盐平衡。人体脱水按照量的不同可以分为轻度脱水、中度脱水和重度脱水三种。不同程度的脱水会出现不同的身体症状,运动能力也会出现相应的不同程度的下降,从轻度的口渴到口干舌燥,皮肤干皱,甚至出现血压下降等现象。运动中的缺水主要是在健身过程中身体的水分以汗水的形式排出体外,达到一定量后,就会对体内的水盐平衡造成一定的影响,导致身体因缺水而产生各种不良反应。针对身体出现的缺水状况,人们在补水方面却存在一种错误的认识,主要表现为不渴不补,渴了就大口喝水急补。然而,运动生理学研究表明,人体缺水的最佳补水时间并不是我们感觉到渴的时候,因为当我们感觉到口渴的时候,身体已经处于缺水状态,此时补水已经错过最佳时机了。

人在长时间运动的情况下会使身体大量排汗,血浆量可下降16%,所以在运动前30分钟最好补充水分。在大运动量训练时,体内电解质随着汗液大量排出,如果单纯补充白开水,并不能有效补充失去的电解质。为保持有效体力,期间需不间断地补充含有盐分、糖分和维生素等的水。注意控制饮水速度,每次1~3口。在运动后需要作适当休整,等身体各项机能恢复稳定之后再进行补水和食物,使身体及时调节体液平衡、恢复体力。

注意:补水过程中忌服过冷的水,因为正常体温在37℃左右,经过运动后,可上升到39℃左右,如果饮用过冷的水,会强烈地刺激胃肠道,引起胃肠平滑肌痉挛,血管突然收缩,造成胃肠道功能紊乱,导致消化不良或腹泻。

2.糖类补充

糖是一类重要的碳水化合物,在生命活动过程中起着重要的作用,是人体维持生命活动所需能量的主要来源。无论是长时间、耐力性的运动,还是短时间、高强度的间歇性运动,糖都是一种必需的营养物质。补糖可以为人体提供能量,同时弥补体内肌糖原和肝糖原的不足。维持运动中的血糖水平,可保证有充足的糖氧化供能,有效缓解头晕、乏力、疲劳等症状,充分满足人体能量的需要,使运动后血糖水平迅速恢复。

在田径、游泳、足球、篮球、橄榄球、网球、羽毛球、自行车等竞技项目运动中,补糖的运动员跑步的距离比那些不补糖的运动员跑步的距离要多30%。运动中补糖的合理方式为每运动20分钟补充含糖饮料或者是易于吸收的含糖水果和食物。运动员体内糖的储备和血糖水平的维持对运动能力,特别是耐力有较大的影响。长时间的剧烈运动,肌糖原和肝糖原都可能被消耗而出现低血糖状态。中枢神经系统的能量有99%来自血中的葡萄糖,所以运动中血糖降低首先影响脑的功能,会出现头昏、眼花、疲乏与无力等症状,结果使运动能力大幅度降低。所以,对运动员和参加运动的人群,糖的及时供给是十分重要的。

补糖的量一般按照20~40克的标准来提供。可以选择巧克力、香蕉、葡萄糖、低聚糖、果糖等。但是从胰岛素的反应以及吸收速度两个方面来考虑,通常运动员会选择巧克力、香蕉来补糖。体内肌糖原的合成速度与进食糖的类型、量、时间有密切的关系。在运动后的30~45分钟这一时间段是肌糖原恢复的最佳时机。在运动后2小时内进食100~200克的碳水化合物对存储糖原具有至关重要的作用。超过2小时后再补充糖会导致少于50%的糖原储存入肌肉。同时,在运动结束后6小时内摄入糖0.7克/千克体重,同样可以使糖原恢复到较大值。但是,补充糖不可过量,否则会导致人体酸碱不平衡。

3.蛋白质补充

蛋白质是人体肌肉的重要组成部分,是生命的物质基础。运动后保证蛋白质的足够摄取,有助于提高肌纤维含量,提高运动员力量水平,在维持人体酸碱平衡方面也具有极为重要的作用。在健身中心,绝大多数的男性运动者喜欢补充蛋白粉。然而,从目前我国居民饮食结构来看,蛋白质的摄入其实是处于一种过剩的状态,而不是不足的状态。在正常的饮食条件下,健康状况正常的人并不会出现蛋白质缺乏的情况。当然,这种状况是对大多数人而言,极少数的素食主义者、体重减控者以及运动狂热者还是有可能会出现蛋白质缺乏问题。补充蛋白粉是为保持训练后的增肌效果。蛋白质虽然是一种对身体功能有益的营养物质,但若摄入过量,部分人也会引起高胰岛素血症、高氨基酸血症以及腹泻、恶心等病症和不良反应。食用大量高蛋白膳食增加肾脏负担。同时能量摄入过多会导致体内脂肪储存,长期会增加高血压、冠心病、动脉粥样硬化的发病隐患。另外,高蛋白膳食的酸性代谢物会增加肝、肾的异常代谢。高蛋白膳食将使氮、钙、钠和体液滞留显著增加,从而对水盐代谢造成不利影响。

蛋白质对于运动员固然重要,但绝对不是越多越好。有些力量型运动员,如健美、举重、拳击、大力士、投掷项目等运动员,自认为食用大量高蛋白膳食,希望增强肌肉组织,加大爆发力,但往往适得其反。瑞典学者用低碳水化合物、高脂肪、高蛋白质膳食观察运动员,发现其体力和耐力明显减退。因此,在健身运动中,运动者要注意根据自身身体状况来合理补充蛋白质,切忌盲目过量摄入蛋白质而造成身体损伤。在饮食选择时可以优先考虑牛肉、奶类和鱼类等食物,这些食物富含人体所需的氨基酸,是运动后营养补充的主要选择。

儿童运动后更应注重营养补充。六大营养素主要来自八大类食物,即谷类、蛋类、奶类、肉类、鱼虾贝类、豆类、干果类、蔬果类等。维生素在孩子的生长发育和生理功能完善方面是必不可少的。因此,儿童运动后更应当注意补充富含维生素的蔬菜和瓜果类。

(三)运动与健康

随着社会经济与科技的快速发展,人们生活水平的不断提高,电气化、机械化、智能化逐渐代替了人体的大部分劳作,使人体的运动量逐渐减少。体内的脂肪因运动的逐渐减少而积聚。因此,肥胖症、糖尿病、高血压、脑卒中、心脏病等发病率在逐渐提高。加强运动以增加体能消耗是一种健康的生活方式。

经常运动的健康人无论细胞免疫功能还是体液免疫功能都优于一般人群。坚持体育运动,是祛病延年、健康长寿的要素,也是提高生命质量的需要。每个人都应该根据自己的年龄、身体状况,选择适合自己的运动项目。

1.运动可增强体质,预防衰老

长期的运动锻炼可以增加人体呼吸肌的力量,能使呼吸深度与肺的通气效率增加,从而提高人体的肺活量,增加血中含氧量,加快人体新陈代谢;运动可增强脑血液循环,协调大脑皮层神经细胞的兴奋和抑制;运动还可以提高人体对氧气的最大吸收值,以便于人体缺氧时能及时调整满足需要;运动可使心肌纤维粗壮,加强心肌收缩,保持冠状动脉血流畅通,更好地供给心肌所需要的营养,从而可以预防心血管疾病;定期运动还能改善睡眠质量,减轻生活压力,减少沮丧和焦虑,改善心情,使身体得到更好的修整;运动还可以降低血脂含量,防止其在血管中的沉淀,从而可以有效地预防血管硬化、高血压和冠心病等慢性病的发生。

　　加强运动促进人体细胞通过微血管提供充足的营养,使得组织器官减缓衰老,保持正常的功能。科学适度的体育运动可以调动人体免疫系统的应急能力,增强免疫功能,使免疫器官延缓衰老。营养摄入量需与运动种类、运动时间、运动强度相适应,建议以中国居民膳食指南为原则,保持健康体质。

2.运动可延缓大脑衰老,预防骨质疏松

　　长期坚持运动可以改善神经系统的调节功能,促进脑的血液循环,改善脑细胞的氧气和营养供应,延缓中枢神经系统的衰老。反复的肌肉训练,使神经系统兴奋和抑制的调节能力更趋完善,提高神经系统的判断能力,及时作出协调、准确、迅速的反应,从而提高工作效率。

　　坚持体育锻炼,对人体全身的骨骼、肌肉、关节和韧带都会产生良好的影响,不仅可有效预防骨质疏松,还可延缓骨关节退行性改变,减轻关节酸痛等。经常运动可以提高肌肉的收缩与舒张能力,肌纤维会变粗,肌力增强,通过肌肉运动给骨组织以刺激,促进骨骼中钙的储存,预防骨质疏松。运动可以使关节保持较好的灵活性,改善骨骼肌与关节韧带的弹性和韧性等,从而提高骨骼抗拉、抗折、抗压和抗扭转的能力。科学的运动方式还可以改善全身的血液循环,肌肉、骨骼的营养,因骨骼的代谢增强,从而延缓了骨骼的老化过程。特别需提醒的是,在运动的同时,注意补充食物钙,如牛奶、鱼虾类、豆制品类等。每天在阳光下运动或主动日光浴 20~30 分钟,以促进营养素的吸收、转化。

3.运动可改善人体消化功能和内分泌功能

运动锻炼可以加速人体能量消耗,增强新陈代谢,提高食欲,促进消化液分泌与胃肠蠕动,能维持良好的消化系统功能,从而有助于对摄入的各种食物的消化、吸收与利用。

长期的运动可以促进体内组织细胞对糖的摄取和利用能力,改善体内糖代谢,增加肝糖原和肌糖原储存,改善人体对糖代谢的调节能力。坚持适当运动,可使胰岛素的分泌适应运动的需要,胰高血糖素分泌量减少,从而预防糖尿病;长期坚持运动还能提高机体对脂肪的利用能力,为人体从事各项活动提供更多的能量而降低血胆固醇,预防动脉硬化;长期坚持运动能控制体重,保持健康体重。

4.运动能改善肾脏功能,延缓皮肤衰老

运动能促进肾脏排出代谢产物。人体在运动中会排出大量的汗液,体内的水分减少,为此,为了保持体内水分和血钠水平,肾脏会增加对它们的重吸收,故坚持运动能增强肾脏重吸收的能力。运动有效促进人体新陈代谢,促进体内毒素的排出,从而肾脏排泄的能力增强,有效保持身体内环境稳定,保证运动能力。注意:运动时,应该间断性补水,必要时适量补充运动饮料。

皮肤的健康是健美的表征之一。运动可使皮肤毛细血管血流加速,皮肤营养增强,血液运送氧气、营养物质到达皮肤增多,使皮肤保持柔软、光泽、湿润。

加强体育锻炼,不仅能改善我们的体质,也能使人具有一种积极向上的精神面貌,提高人的生活质量,增加生活乐趣。对于青少年而言,积

极参加体育锻炼是从根本上改善体质的捷径。运动训练的好处不仅能锻炼肌肉耐力、心肺功能等,更重要的是培养良好的生活习惯,积极向上的人生态度,为拥有健康的体质打下良好的基础。

(四)科学的运动

1.科学的运动方法

首先应做一个动态的或静态的体质测试,了解自己的心肺功能、柔韧性、协调性、灵活性、脂肪比例等体成分。专家根据测试结果进行科学的评估,最终制订适合自己的个性化的训练计划——运动处方,从而科学地进行运动锻炼;运动内容多样性,不要总是重复单一的运动训练,以免肌肉力量失衡引起筋膜炎、骨膜炎。不同的训练目的可以采取不同的运动方式。

加强心肺功能的运动一般指有氧运动,包括跑步、游泳、骑自行车、做健美操、快走、爬山、各种球类、跳绳等。

加强关节力量、肌肉力量的运动有运动器械、台阶练习、上下肢的小力量练习、腰腹肌练习、跳跃类、橡皮带练习、做健美操等。

加强柔韧性、协调性、灵活性的运动有拉韧带、瑜伽、做健美操、跳舞、溜冰、轮滑等。

2.科学的运动频率与运动量

科学的运动频率是指每周至少要运动 2～3 次,喜欢的运动可以每周 3～5 次,养成每天锻炼习惯的运动可以每周 4～6 次。

运动时不要临时随意进行长时间、超负荷的运动,否则反而对身体有害无益。训练可以采用交替式,即第一天采取较激烈、较长时间的训练,第二天则采取较轻松、较短时间的训练,这样可以使身体来适应运动的刺激。运动强度,中老年人以运动时的脉搏在120～140次/分钟为宜,青壮年可以在140～170次/分钟,青少年可以在150～190次/分钟,一般来说50％～70％的运动强度是比较适宜的。每个人的心脏功能和体力都不同,制定运动量应个体化。

3.运动注意事项

(1)训练完一定要做调整

训练完成后要放松肌肉,这样不会使乳酸堆积太多,否则第二天肌肉酸胀痛反应会很强,也容易受伤。训练后的调整,一方面能达到有氧运动的效果,另一方面能将运动之后的疲劳尽快消除。

(2)把握好运动强度、密度

运动方法多样化,训练内容多样性很重要。首先要有自我保护意识,出现疲劳时停止锻炼。感冒的时候不建议运动,因为感冒后有些人容易合并心肌炎。心脏猝死包括安静型和运动型两种,其中81％的猝死是安静型的,有各种心脏病的人一定要重视。此外,运动过量、过度疲劳也是发生猝死的一个重要原因。若长期不运动,突然开始大强度的锻炼或者去参加比赛,心脏容易出现急性缺血,继而发生心脏骤停。跑步时要保证运动的安全性,如果在跑步时感到身体不适,要马上停下来,千万别硬撑着,以防万一。

(3)要注意避免运动损伤

常见的运动损伤有扭伤、肌肉拉伤和骨折三种。膝关节韧带、半月板损伤后如未及时发现与治疗,继续活动时极易反复受伤,引起创伤性滑膜炎、关节软骨磨损,导致关节提早退化。避免扭伤的关键就是穿一双标准合脚的运动鞋,穿一套柔软、有弹力的运动服,这是防止运动伤害的必要装备。

(4)运动损伤修复

通过康复运动配合物理治疗,约70%的骨关节疾病不需要吃药和手术就能治愈。另外,手术后患者通过运动康复锻炼也会使手术效果更加显著,身体机能恢复加快,大大缩短住院时间。

以上科学运动,指健康人群保证一日三餐的正常进食状态下进行的运动。一般的,身体活动的能量消耗应占人体能量消耗总量的15%以上。每天主动性身体活动至少应40分钟,相当于年轻女性每天快步走6000步(5.4~6.0千米/小时)的运动量,能量消耗总计在300千卡左右。快步走6000步的活动,相当于打太极拳40~60分钟,练瑜伽40~60分钟,快走或慢跑40分钟,骑车40分钟,游泳30分钟,打网球30分钟。一定要避免在饥饿状态下进行各种运动,否则将容易发生低血糖。对参加各种运动的人群,须备温开水1000毫升。在出汗较多的运动过程中,多次不断地补水十分重要。对糖尿病患者,身边备数颗小糖,一旦运动后出现头晕、乏力、心跳加快、全身出汗征象,估计是发生了低血糖,可以立即吃一颗糖,以纠正血糖,同时停止运动。

(韦俊芳)

169

七、居民营养与食品安全素养自我评估

(一)食品卫生测试 100 题

(二)营养素养测试 100 题

（一）食品卫生测试 100 题

1. 单选题

（1）煎炸食物时油的温度不宜过高的原因是 （　　）

　A. 油温过高时容易使油产生"哈喇味"

　B. 油温过高时油会产生对人体有害的物质

　C. 容易致煎炸的食物口感欠佳

　D. 以上说法均正确

（2）涮羊肉八分熟不能吃的直接原因是 （　　）

　A. 容易感染细菌　　　　　　　B. 容易引起食物中毒

　C. 不容易被人体消化与吸收　　D. 口感不好

（3）购买放心肉,正确的做法应该是 （　　）

　A. 检查是否有动物检疫合格证明和鲜肉上是否有红色或蓝色滚花印章

　B. 牛羊肉类是否有塑封标志和动物检疫合格证明

　C. 购买熟肉制品,要仔细查看标签

　D. 肉质颜色自然,无异味

（4）食品冷藏储存的温度应该是 （　　）

　A. 4～10℃　　B. −29～0℃　　C. −10～0℃　　D. −18～0℃

（5）用冰箱保存储藏食品不正确的做法是 （　　）

　A. 冰箱内的生熟食物必须分开放置

　B. 准备放入冰箱的食物要用食品袋封装

C. 冰箱内的食物都可以长时间存放,因为冰箱内温度低,食物不会变质

D. 存放在冰箱内的熟食在食用前要再次加热

(6)发霉的茶叶不能喝的主要原因是 （ ）

A. 茶叶失去了清香味

B. 茶叶泡出的茶水浑浊

C. 茶叶可能含有毒素,危害人的身体健康

D. 茶叶变味了,口感不好

(7)合格奶粉不会出现下列哪种情况 （ ）

A. 天然的淡黄色　　　　　　B. 有结晶块

C. 清淡的乳香气　　　　　　D. 干燥松散

(8)食品标签上必须标注的内容有 （ ）

A. 保质期

B. 生产日期

C. 详细的厂址及企业名称、电话

D. 以上都必须有

(9)食品安全十分重要,下面的做法错误的是 （ ）

A. 冰箱里食品塞得过满会导致冰箱内温度不匀

B. 不要直接食用在冰箱里放置较久的食品

C. 食品从冰箱中取出,不需要加热可以直接食用

D. 冰箱进行定期清洁,清理时把食品放在恒温箱中

(10)鲜蛋的储存适宜温度应是 （ ）

A. 0～1℃　　　B. 1～5℃　　　C. 5～7℃　　　D. 7～9℃

(11)食品储存不当可产生黄曲霉毒素,下列哪一种食物中常见

( )

    A. 发霉的玉米   B. 炸坏的薯条

    C. 保质期外的牛奶   D. 海鲜类食品

(12)儿童食品中的化学污染物主要是下述哪一种   ( )

    A. 食品防腐剂   B. 食品添加剂

    C. 食品防冻剂   D. 食品调色成分

(13)2003 年安徽阜阳发生"大头娃娃"奶粉事件,其患病原因主要是

( )

    A. 奶粉中蛋白质、脂肪含量严重不足

    B. 奶粉中微量元素钙、铁、锌等含量极低

    C. 产品标识的使用方法不正确

    D. 以上说法都正确

(14)生猪实行定点屠宰,集中检疫,经检疫合格后加盖验讫印章的
颜色是   ( )

    A. 蓝色   B. 红色   C. 绿色   D. 黄色

(15)不能与奶同时吃的食物是   ( )

    A. 鸡蛋   B. 板蓝根   C. 牛肉干   D. 馒头

(16)关于食品安全的表述,下述正确的是   ( )

    A. 经过高温灭菌过程,食品中不含有任何致病微生物

    B. 食品无毒无害,含有应有的营养要素,对人体健康不造成任何
       急性、亚急性或者慢性危害

    C. 天然原料,不含有任何人工合成物质

    D. 保质期已过,但外观和口感正常

(17)食品外包装上应当有标签。以下关于标签的表述不正确的是

（　　）

A. 标签不得含有虚假、夸大的内容

B. 标签不得涉及疾病预防、治疗功能

C. 标签应当清楚、明显，容易辨识

D. 标签应该突出表明主要营养素

(18)为保证杀灭食品中的微生物，加热食品时的中心温度应是

（　　）

A. 50℃　　　　B. 70℃　　　　C. 90℃　　　　D. 110℃

(19)下列调味品与患高血压有关的是　　　　　　　　　　（　　）

A. 胡椒　　　　B. 食盐　　　　C. 醋　　　　D. 糖

(20)对市场上出售的鲜猪肉进行鉴定，判断其是否腐败变质最敏感的化学指标是　　　　　　　　　　　　　　　　　　　　（　　）

A. 过氧化物值　　　　　　　　B. K 值

C. 皂化价　　　　　　　　　　D. 挥发性盐基总氮

(21)假奶粉危害社会。下列关于假奶粉某些特点的说法，错误的是

（　　）

A. 假奶粉无结晶且有光泽

B. 假奶粉呈白色或其他不自然的颜色

C. 假奶粉淡或无奶味，粉粒粗，甜度大

D. 假奶粉没有营养，长期饮用可能致病

(22)过度使用激素催熟瓜果蔬菜的后果是　　　　　　（　　）

A. 营养价值更高　　　　　　B. 口感更好

C. 会给人体发育带来异常　　D. 不会对人类有影响

(23)下列食品中不得添加任何食品添加剂的食品是　　　（　　）

　　A. 纯牛奶　　　　　　　　B. 酱油

　　C. 奶油　　　　　　　　　D. 火腿

(24)以下食物使用不当,可以引起人体食物中毒的是　　（　　）

　　A. 食盐　　　　　　　　　B. 味精

　　C. 腌制不当的咸菜　　　　D. 白砂糖

(25)下面哪种食品是有毒食品,不宜食用　　　　　　（　　）

　　A. 发芽的土豆　　　　　　B. 未彻底煮熟的四季豆

　　C. 发霉的花生　　　　　　D. 以上都是

(26)消费者在食品消费中合法权益受侵害时,可拨打全国统一举报
电话是　　　　　　　　　　　　　　　　　　　　　（　　）

　　A. 315　　　　B. 12348　　　　C. 12315　　　　D. 99148

(27)食用鲜豆浆,以下哪种食用方法最安全　　　　　（　　）

　　A. 鲜豆浆压榨后即食用

　　B. 鲜豆浆压榨经过滤后即食用

　　C. 加入一定量的开水后食用

　　D. 将鲜豆浆煮沸并持续5分钟后再食用

(28)以下哪种烹调方式容易产生致癌物质　　　　　　（　　）

　　A. 蒸　　　　B. 煮　　　　　C. 油炸　　　　D. 炖

(29)"三无"食品是指　　　　　　　　　　　　　　　（　　）

　　A. 无厂名厂址、无出厂合格证、无保质期的食品

　　B. 无厂名厂址、无配料表、无保质期的食品

　　C. 无厂名厂址、无生产批号、无生产日期的食品

　　D. 无厂名厂址、无品名、无保质期的食品

(30)食品的保质期是指它的 （　　）

    A. 生产日期　　　　　　　B. 最终食用期

    C. 最佳食用期　　　　　　D. 出厂日期

(31)烧焦的食物如鱼、肉内含有的致癌物质是 （　　）

    A. 苯并芘　　　　　　　　B. 二噁英

    C. 黄曲霉毒素　　　　　　D. 亚硝胺

(32)科学选购水果蔬菜,推荐做法应是 （　　）

    A. 选购时令的水果蔬菜

    B. 选购反季水果蔬菜

    C. 整年选购一种特定的水果蔬菜

    D. 选购贵的水果蔬菜

(33)发芽的马铃薯主要有毒成分是 （　　）

    A. 亚麻苦苷　　　　　　　B. 苦杏仁苷

    C. 秋水仙碱　　　　　　　D. 龙葵素

(34)长期使用铝制的食品容器可能引发的疾病是 （　　）

    A. 老年痴呆症　　　　　　B. 甲状腺肿大

    C. 肠胃疾病　　　　　　　D. 癌症

(35)假酒致失明的关键物质是 （　　）

    A. 甲醛　　　B. 甲醇　　　C. 乙醇　　　D. 乙醛

(36)儿童不宜经常食用的食品是 （　　）

    A. 五谷杂粮　　　　　　　B. 鱼虾

    C. 保健品　　　　　　　　D. 水果

(37)不能随便食用的鱼是 （　　）

    A. 河豚　　　B. 鲫鱼　　　C. 银鱼　　　D. 草鱼

(38)冷饮食品中可能存在的有害物质可来源于　　　　　（　　）

　　A. 水　　　　　B. 食品原料　　　C. 包装材料　　　D. 以上均是

(39)下列食品中,哪些属禁止生产经营的　　　　　　　（　　）

　　A. 不符合食品安全标准及专供特定人群的食品

　　B. 超过保质期的食品

　　C. 无标签的包装食品

　　D. 以上都是

(40)人类最常见的食物中毒是　　　　　　　　　　　（　　）

　　A. 化学性食物中毒　　　　　　B. 真菌性食物中毒

　　C. 有毒动植物食物中毒　　　　D. 细菌性食物中毒

(41)选用以下哪种材质的锅炒菜对人体健康最有益　　（　　）

　　A. 铝锅　　　　B. 不锈钢锅　　　C. 铁锅　　　　D. 不粘锅

(42)目前市场上较常见的转基因食品有　　　　　　　（　　）

　　A. 大豆植物油 B. 食醋　　　　　C. 奶粉　　　　D. 蘑菇

(43)下列属于食品添加剂的是　　　　　　　　　　　（　　）

　　A. 山梨酸钾　　　　　　　　　B. 苏丹红

　　C. 三聚氰胺　　　　　　　　　D. 孔雀石绿

(44)使用食品添加剂时应符合的要求是　　　　　　　（　　）

　　A. 不应对人体产生任何健康危害

　　B. 不掩盖食品本身的质量缺陷

　　C. 尽可能降低在食品中的用量

　　D. 以上全对

(45)进口的定型包装食品是否需要中文标签和说明书　（　　）

　　A. 必须有说明书

B. 可以没有

C. 需要符合出口国的法律法规要求

D. 只要有英文标签、说明书即可

(46)剩饭尽量在 5 至 6 小时内食用,以不隔餐为宜,且建议　　　（　　　）

A. 可以直接食用

B. 必须加热后食用

C. 加热后也不能食用

D. 加不加热无所谓,无异味即可食用

(47)下列水产品死亡后也可以吃的有　　　　　　　　　　　（　　　）

A. 甲鱼　　　　B. 黄鳝　　　　　C. 河蟹　　　　D. 带鱼

(48)下列哪种食物要烧熟煮透,以防食物中毒　　　　　　　（　　　）

A. 四季豆　　　B. 花生　　　　　C. 山药　　　　D. 萝卜

(49)食品添加剂的标签、说明书上应包括　　　　　　　　　（　　　）

A. 使用的范围　　　　　　　　B. 使用的量

C. "食品添加剂"字样　　　　　D. 以上都是

(50)下面可以安全食用的食物是　　　　　　　　　　　　　（　　　）

A. 发霉甘蔗　　　　　　　　　B. 不认识的蘑菇

C. 发芽马铃薯　　　　　　　　D. 彻底煮沸的豆浆

2.多选题

(1)农药进入人体导致中毒的途径有　　　　　　　　　　　（　　　）

A. 经皮肤　　　B. 经消化道　　　C. 经呼吸道　　　D. 经血液

(2)降低水果和蔬菜农药残留的途径是　　　　　　　　　　（　　　）

A. 浸泡洗涤、放入冰箱　　　　B. 浸泡洗涤、弃水

C. 清洗去皮、储存保管　　　　D. 以上都对

(3)在购买食品时发现以下哪些情况不应购买　　　　　（　　）

　　A. 包装已破损　　　　　　　B. 保质期已过

　　C. 标签上无厂名、厂址等　　D. 食品外观有发霉变质现象

(4)目前我国有三类安全食品,具体是　　　　　　　　（　　）

　　A. 有机食品　　　　　　　　B. 绿色食品

　　C. 转基因食品　　　　　　　D. 无公害食品

(5)选购熟食时需要注意　　　　　　　　　　　　　　（　　）

　　A. 购买的熟食应进行再次加热,以减少食品安全风险

　　B. 在选择即食食品时,建议先选择罐头类产品

　　C. 不买农贸市场、街头流动摊点的熟食

　　D. 购买的熟食不能存放过夜再食

(6)避免儿童饮食中的污染风险,应该　　　　　　　　（　　）

　　A. 不食用不新鲜的食物

　　B. 尽量不吃剩饭菜,冰箱里放置过夜的食物要充分加热后再食用

　　C. 因微波炉加热不均匀,慎用微波炉给儿童制作食品

　　D. 存放食品在保质期内要及时食用

(7)优质食用油不应有的特征是　　　　　　　　　　　（　　）

　　A. 有悬浮物　　　　　　　　B. 没有沉淀物

　　C. 清澈透明　　　　　　　　D. 油色发暗

(8)不新鲜蟹类具有下列特征　　　　　　　　　　　　（　　）

　　A. 背面发白或微黄　　　　　B. 腹面变黑

　　C. 蟹腿松软　　　　　　　　D. 提起有重实感

(9)新鲜鱼的特征是 （ ）

    A. 手持鱼身时,尾部下垂　　　　B. 指压鱼,肉不凹陷

    C. 鱼鳃紧闭　　　　　　　　　　D. 鱼的眼珠凹陷

(10)下列行为正确的有 （ ）

    A. 直接连皮食用刚买的苹果

    B. 蔬菜可用水浸泡 10 分钟后冲洗再烹调

    C. 鸡蛋在放进冰箱前要先清洁蛋壳

    D. 经常要整理冰箱内的食物

(11)下列食物中可能含有的致癌物是 （ ）

    A. 变黑的蘑菇罐头　　　　　　B. 发霉的花生

    C. 炸焦的鱼　　　　　　　　　D. 咸肉

(12)经常使用,易引起中毒的物品有 （ ）

    A. 带"釉上彩"的瓷器　　　　　B. 锡壶

    C. 用废旧铝制品改制的餐具　　D. 竹筷

(13)食用地沟油会有什么后果 （ ）

    A. 导致消化不良　　　　　　　B. 导致腹泻

    C. 引发强烈腹痛　　　　　　　D. 导致胃癌、肠癌

(14)良好的饮食习惯是 （ ）

    A. 饭前便后洗手　　　　　　　B. 进食定时定量

    C. 不吃腐败变质食品　　　　　D. 不暴饮暴食

(15)不宜生吃鲜蛋是因为生蛋清中含有 （ ）

    A. 红细胞凝集素　　　　　　　B. 异黄酮

    C. 抗生物素蛋白　　　　　　　D. 抗胰蛋白酶因子

(16)食品安全事故,指哪些　　　　　　　　　　　　（　　）

　　A. 食物中毒　　　　　　　　B. 食源性疾病

　　C. 食品污染　　　　　　　　D. 食品口味

(17)食品经营者销售散装食品,应当在散装食品的容器和外包装上

标明　　　　　　　　　　　　　　　　　　　　　（　　）

　　A. 生产日期　　　　　　　　B. 保质期

　　C. 生产经营者名称　　　　　D. 食品口味

(18)保健食品应符合哪些要求　　　　　　　　　　　（　　）

　　A. 不得对人体产生危害

　　B. 标签上注明功效、成分及含量

　　C. 适合使用人群

　　D. 产品的功能与标签一致

(19)如何利用食品标签选购食品　　　　　　　　　　（　　）

　　A. 从食品标签上标明的食品名称区别食品的内涵和质量特征

　　B. 从配料表或成分表上识别食品的内在质量及特殊效用

　　C. 从净含量或固形物含量上识别食品的数量及应用价值

　　D. 从生产日期和保质期上识别食品的新鲜程度

(20)可作为鉴别含甲醛水发食品的方法是　　　　　　（　　）

　　A. 看食品颜色是否正常　　　B. 闻是否有刺激性异味

　　C. 摸手感较韧　　　　　　　D. 品口感较硬

(21)属于优质绿茶的品质特征是　　　　　　　　　　（　　）

　　A. 绿茶口感略带苦涩　　　　B. 茶香味纯正

　　C. 茶叶颜色暗深　　　　　　D. 茶叶外形应均匀一致

(22)优质酱油的特点是 （ ）

    A. 优质酱油黏稠性较大

    B. 摇动瓶子不黏瓶的酱油为优质酱油

    C. 优质酱油呈红褐色或棕色

    D. 优质酱油具有酱香味

(23)鉴别汽水质量，以下方法正确的是 （ ）

    A. 清汁型汽水透明度好且不会有浑浊感

    B. 混汁型汽水的透明度应是无分层现象

    C. 打开瓶盖时汽水冒的气泡越多越好

    D. 在开盖后汽水冒出气泡，很快就消失

(24)以下可引起中毒的食物是 （ ）

    A. 河豚   B. 霉变的甘蔗

    C. 在发生"赤潮"水域的贝类   D. 颜色鲜艳的蘑菇

(25)我国允许使用的天然色素有 （ ）

    A. 红曲米   B. 焦糖   C. 虫胶红   D. 番茄红素

(26)容易受到黄曲霉毒素污染的食品有 （ ）

    A. 猪肉   B. 花生   C. 玉米   D. 花生油

(27)目前食品中常见的化学污染物包括 （ ）

    A. 农药   B. 重金属

    C. N-亚硝基化合物   D. 病毒

(28)可能发生含氰苷类食物中毒的食物有 （ ）

    A. 杏仁   B. 鲜黄花菜   C. 桃仁   D. 木薯

(29)谷豆类食品的主要卫生问题有 （ ）

    A. 霉菌和霉菌毒素的污染   B. 农药残留的污染

C. 污水灌溉　　　　　　　　　　D. 仓储虫害的污染

(30)消毒奶类的方法有　　　　　　　　　　　　　（　　　）

A. 巴氏消毒法　　　　　　　　　B. 超高温瞬间灭菌法

C. 煮沸消毒法　　　　　　　　　D. 蒸汽消毒法

3.判断题

(1)自来水、井水、泉水都是安全卫生水。　　　　　　　（　　　）

(2)食物放在冰箱里储存可以长期保鲜。　　　　　　　（　　　）

(3)只要不超过保质期的食物肯定是安全的。　　　　　（　　　）

(4)食用油不能在塑料桶内长期存放。　　　　　　　　（　　　）

(5)病死的禽畜类肉在煮熟后可以食用。　　　　　　　（　　　）

(6)所有人群都应该用含氟牙膏。　　　　　　　　　　（　　　）

(7)人类也会患高致病性禽流感。　　　　　　　　　　（　　　）

(8)食用猪肉后会患上甲型 H1N1 流感。　　　　　　　（　　　）

(9)儿童常晒太阳可以预防佝偻病。　　　　　　　　　（　　　）

(10)生活饮用水受污染可以传播肠道传染病,但不会引起中毒。

（　　　）

(11)食品广告的内容应当真实合法,不得含有虚假夸大的内容,但可以涉及疾病预防与治疗功能。　　　　　　　　　　　（　　　）

(12)扁豆如没有彻底加热,食用后会出现恶心、呕吐、腹泻、腹痛等症状。　　　　　　　　　　　　　　　　　　　　　　（　　　）

(13)食品加工过程中成品与半成品可混合存放。　　　（　　　）

(14)因亚硝酸盐与食盐外观上很相似,容易误食致食物中毒,因此应该加强亚硝酸盐的保管。　　　　　　　　　　　　　（　　　）

(15)食用鲜黄花菜前应放入开水中煮后弃水,捞出后再煮至熟才可以食用。 (　　)

(16)长期冷藏的食品应定期检查质量,注意有无脂肪酸败迹象,尤其是鱼和肉的脂肪变黄,应及时处理。 (　　)

(17)食品加工时人员操作不当、原料生熟不分、器具混用均可造成交叉污染。 (　　)

(18)对霉变花生米,炒熟后仍可以食用。 (　　)

(19)有外包装的进口食品应当有中文标签、中文说明书。 (　　)

(20)食品添加剂,指为改善食品品质和色、香、味以及为防腐、保鲜和加工工艺的需要而加入食品中的人工合成物质或者天然物质。

(　　)

答案

1.单选题

(1)B　(2)B　(3)A　(4)A　(5)C　(6)C　(7)B　(8)D

(9)C　(10)B　(11)A　(12)B　(13)A　(14)A　(15)B　(16)B

(17)D　(18)B　(19)B　(20)D　(21)A　(22)C　(23)A　(24)C

(25)D　(26)C　(27)D　(28)C　(29)A　(30)C　(31)A　(32)A

(33)D　(34)A　(35)B　(36)C　(37)A　(38)D　(39)D　(40)D

(41)C　(42)A　(43)A　(44)D　(45)A　(46)B　(47)D　(48)A

(49)D　(50)D

2.多选题

(1)ABC　　(2)BC　　(3)ABCD　　(4)ABD　　(5)CD

(6)ABD　　(7)AD　　(8)ABC　　(9)BC　　(10)BCD

(11)ABCD　(12)ABC　(13)ABCD　(14)ABCD　(15)CD

(16)ABC　(17)ABC　(18)ABCD　(19)ABCD　(20)ABCD

(21)ABD　(22)ACD　(23)ABD　(24)ABCD　(25)ABCD

(26)BCD　(27)ABC　(28)ACD　(29)ABCD　(30)ABCD

3.判断题

(1)×　(2)×　(3)×　(4)√　(5)×　(6)×　(7)√

(8)×　(9)√　(10)×　(11)×　(12)√　(13)×　(14)√

(15)√　(16)√　(17)√　(18)×　(19)√　(20)√

(丁悦敏,陈蔚菠,张爱珍)

（二）营养素养测试 100 题

1. 单选题

(1)可促进人体对钙的吸收的维生素是　　　　　　　　　　（　　）

 A. 维生素 A   B. 维生素 B

 C. 维生素 C   D. 维生素 D

(2)不符合"合理膳食"要求的说法是　　　　　　　　　　　（　　）

 A. 吃饭只吃八分饱   B. 多吃精米,少吃杂粮

 C. 多吃蔬菜,少吃甜食   D. 少吃肥肉,多吃水果

(3)对人体最有营养的胡萝卜烹调方法是　　　　　　　　　（　　）

 A. 生吃 B. 油炒   C. 用肉炖食 D. 煮汤

(4)婴幼儿和青少年体内的蛋白质代谢状况应维持　　　　　（　　）

 A. 氮平衡   B. 负氮平衡

 C. 排出足够的尿素   D. 正氮平衡

(5)维持人体基本生命活动的能量消耗是　　　　　　　　　（　　）

 A. 体力活动   B. 基础代谢

 C. 非体力活动   D. 食物热效应

(6)能促进钙吸收的措施是　　　　　　　　　　　　　　　（　　）

 A. 经常在户外晒太阳   B. 经常做理疗

 C. 多吃谷类食物   D. 多饮酒

(7)具有类激素特征的维生素是　　　　　　　　　　　　　（　　）

 A. 维生素 B_1 B. 维生素 B_2

C. 维生素 D   D. 烟酸（维生素 PP）

(8)维生素 B_2 缺乏体征之一是   （   ）

A. 脂溢性皮炎   B. 周围神经炎

C. 腹泻   D. 牙龈疼痛出血

(9)能被人体消化吸收的碳水化合物是   （   ）

A. 棉籽糖   B. 果胶   C. 纤维素   D. 淀粉

(10)缺乏可引起坏血病的维生素是   （   ）

A. 维生素 A   B. 维生素 B

C. 维生素 C   D. 维生素 D

(11)中国营养学会推荐我国居民碳水化合物的摄入量应占总能量的

     （   ）

A. 45%～50%   B. 70%以上

C. 50%～65%   D. 30%以下

(12)中国营养学会推荐成人脂肪摄入量应控制在总能量的   （   ）

A. 45%   B. 25%～30%

C. 20%以下   D. 20%～30%

(13)下列哪项不是评价蛋白质营养价值的指标   （   ）

A. 食品中蛋白质的含量   B. 蛋白质消化率

C. 脂溶性维生素的含量   D. 氨基酸评分

(14)中国居民平衡膳食宝塔（2016）推荐每日盐的用量少于   （   ）

A. 4 克   B. 6 克   C. 8 克   D. 10 克

(15)中国居民平衡膳食宝塔（2016）推荐轻体力活动成人每日饮水量至少是   （   ）

A. 1100～1300 毫升   B. 1300～1500 毫升

189

C. 1500～1700 毫升　　　　　　D. 1700～1900 毫升

(16)中国居民平衡膳食宝塔(2016)推荐成人每天进行快步走的活动,要求步数是　　　　　　　　　　　　　　　　　(　　)

　　A. 6000 步　　B. 5000 步　　C. 4000 步　　D. 3000 步

(17)钾的最好食物来源为　　　　　　　　　　　　　　(　　)

　　A. 蔬菜水果　　B. 奶类　　　C. 酒类　　　D. 油类

(18)中国居民平衡膳食指南推荐食物品种多样化指每周摄入的种类

　　　　　　　　　　　　　　　　　　　　　　　(　　)

　　A. 大于 30 种　　　　　　　B. 大于 25 种

　　C. 大于 20 种　　　　　　　D. 大于 15 种

(19)维生素 K 与下述哪种作用有关　　　　　　　　　(　　)

　　A. 抗不孕　　　　　　　　　B. 凝血

　　C. 抗癞皮病　　　　　　　　D. 抗脚气病

(20)口角炎与缺乏哪种维生素有关　　　　　　　　　(　　)

　　A. 维生素 B_1　　　　　　　B. 维生素 B_2

　　C. 维生素 E　　　　　　　　D. 维生素 C

(21)下列食物中蛋白质生物学价值最高的是　　　　　(　　)

　　A. 鸡蛋　　　B. 豆类　　　C. 肉类　　　D. 谷类

(22)我国居民膳食中蛋白质的主要来源是　　　　　　(　　)

　　A. 豆类　　　B. 谷类　　　C. 肉类　　　D. 鸡蛋

(23)下列食物中能提供优质蛋白质的是　　　　　　　(　　)

　　A. 谷类　　　B. 薯类　　　C. 豆类　　　D. 蔬菜

(24)下列营养素中产能最高的是　　　　　　　　　　(　　)

　　A. 脂类　　　B. 蛋白质　　　C. 糖类　　　D. 维生素

(25)下列食物中胆固醇含量最多的是 （ ）

    A. 瘦肉   B. 动物肝脏

    C. 奶类   D. 肥肉

(26)碳水化合物的主要来源是 （ ）

    A. 肉类   B. 豆类   C. 谷类   D. 蔬菜

(27)中国营养学会推荐我国居民每日脂肪的摄入量应占总能量的

                                                       （ ）

    A. 20%～30%   B. 10%～20%

    C. 30%～40%   D. 40%～50%

(28)下列食物中不含膳食纤维的是 （ ）

    A. 谷类   B. 肉类   C. 豆类   D. 蔬菜

(29)导致夜盲症是因为下列哪种维生素摄入不足 （ ）

    A. 维生素 E   B. 维生素 B

    C. 维生素 A   D. 维生素 K

(30)导致脚气病是因为下列哪种维生素摄入不足 （ ）

    A. 维生素 B_1 B. 维生素 C

    C. 维生素 E   D. 维生素 K

(31)导致神经管畸形是因为下列哪种维生素缺乏 （ ）

    A. 维生素 B_1 B. 叶酸

    C. 维生素 E   D. 维生素 B_2

(32)容易在体内积蓄导致中毒的维生素是 （ ）

    A. 维生素 B_1 B. 维生素 C

    C. 维生素 A   D. 维生素 B_2

(33)人体钙最好的食物来源是 （ ）

    A. 奶类   B. 豆类

    C. 肉类   D. 蔬菜水果类

(34)抑制钙吸收的因素不包括 （ ）

    A. 草酸   B. 脂肪

    C. 植酸   D. 膳食纤维

(35)下列食物中铁的吸收率最高的是 （ ）

    A. 谷类   B. 豆类

    C. 动物肝脏   D. 蔬菜水果

(36)由于营养需要增加,孕妇在孕中期每日蛋白质应增加 （ ）

    A. 10 克   B. 15 克   C. 20 克   D. 25 克

(37)预防碘缺乏病最简单、经济的方法是 （ ）

    A. 多吃牛奶、肉鱼类等食物   B. 多吃水果类食物

    C. 长期坚持食用碘盐   D. 多吃蔬菜类食物

(38)经常食用坚果类食物对健康非常有益,每周用量是 （ ）

    A. 50 克   B. 60 克   C. 70 克   D. 80 克

(39)淘米时损失最多的营养素是 （ ）

    A. 维生素 B_2 B. 维生素 C

    C. 糖类   D. 蛋白质

(40)吃水果的最佳时间是 （ ）

    A. 饭前   B. 饭后

    C. 两餐之间   D. 饿的时候

(41)下列肉类食物中胆固醇含量最高的是 （ ）

    A. 猪瘦肉   B. 猪肝脏

C. 猪脑　　　　　　　　　　　　D. 肥肉

(42)肉类食物含蛋白质最高的是　　　　　　　　　　　（　　）

　　A. 羊肉　　　B. 猪肉　　　　C. 鸡肉　　　　D. 牛肉

(43)钙的良好食物来源是　　　　　　　　　　　　　　（　　）

　　A. 蔬菜、水果类　　　　　　　B. 乳类及其制品

　　C. 粮谷类　　　　　　　　　　D. 肉类

(44)在治疗缺铁性贫血时,可以和铁同时补充促进铁吸收的维生素是　　　　　　　　　　　　　　　　　　　　　　（　　）

　　A. 维生素 B_1　　　　　　　　B. 维生素 E

　　C. 维生素 C　　　　　　　　　D. 维生素 K

(45)蔬菜类最好先在自来水中浸泡多少时间,可减少大部分残留农药　　　　　　　　　　　　　　　　　　　　　（　　）

　　A. 1～5 分钟　　　　　　　　　B. 10～20 分钟

　　C. 20～30 分钟　　　　　　　　D. 30 分钟以上

(46)体重指数＝体重(公斤)÷身高(米)²,正常体重指数为　（　　）

　　A. 15～19　　　　　　　　　　B. 20～24

　　C. 25～29　　　　　　　　　　D. 30～34

(47)人体缺乏维生素 D,可能会患的疾病是　　　　　　（　　）

　　A. 夜盲症、干眼病和皮肤干燥症

　　B. 儿童会患佝偻病,孕妇会患骨软化病

　　C. 脚气病、神经炎

　　D. 贫血、大脖子病

(48)我国基本食物种类不包括下列哪一种　　　　　　（　　）

　　A. 谷薯类　　　　　　　　　　B. 蔬菜水果类

C. 各种酒类食品　　　　　D. 鱼禽肉和蛋类

(49)以下哪种食品中所含致癌物质最多　　　　　　　　（　）

　　A. 水煮鱼　　B. 烤羊肉串　　　　C. 炒面　　　D. 炒饭

(50)开水对健康有益指的是　　　　　　　　　　　　　（　）

　　A. 反复烧开的水

　　B. 搁置三天以上的开水

　　C. 自然冷却到 20～25℃的温凉白开水

　　D. 刚烧开就在冰箱里冷却的开水

2. 多选题

(1)促进钙吸收的因素有　　　　　　　　　　　　　　（　）

　　A. 维生素 D　　B. 乳糖　　　　C. 膳食纤维　　　D. 氨基酸

(2)下列哪些蛋白可视为优质蛋白　　　　　　　　　　（　）

　　A. 牛肉蛋白　　B. 酪蛋白　　　C. 鸡蛋蛋白　　　D. 鱼肉蛋白

(3)影响人体基础代谢的因素有　　　　　　　　　　　（　）

　　A. 体表面积与体型　　　　　B. 年龄

　　C. 内分泌　　　　　　　　　D. 寒冷

(4)促进铁吸收的因素有　　　　　　　　　　　　　　（　）

　　A. 维生素 B　　B. 维生素 C　　C. 醋　　　　D. 植酸盐

(5)维生素 A 缺乏引起　　　　　　　　　　　　　　　（　）

　　A. 干眼病　　B. 脚气病　　　C. 夜盲症　　　D. 坏血病

(6)维生素 C 缺乏症(坏血病)的临床表现包括以下哪些　（　）

　　A. 人易疲劳,困倦

　　B. 牙龈肿胀出血、皮下出血、瘀斑

C. 关节液渗出，关节疼痛

D. 牙齿松动

(7)维生素 B₂ 缺乏症的临床表现包括以下哪些 （　　）

A. 眼球结膜出血

B. 咽、口腔黏膜水肿出血，舌炎，唇炎

C. 脂溢性皮炎

D. 贫血

(8)锌缺乏症的临床表现有 （　　）

A. 性器官发育不良（儿童）

B. 皮肤干燥、粗糙，毛发稀疏发黄

C. 口腔溃疡、口角炎等

D. 嗜睡、情绪波动大

(9)维生素 B₂ 的缺乏症包括 （　　）

A. 口角炎　　　B. 眼部症状　　　C. 神经症状　　　D. 皮炎

(10)维生素 A 缺乏的临床症状有 （　　）

A. 出现眼干燥症　　　　　　　B. 出现口角炎

C. 眼生理盲点扩大　　　　　　D. 出现毛发红糠疹

(11)在我国人群中，最容易缺乏的矿物质元素是 （　　）

A. 碘　　　　B. 锌　　　　C. 铁　　　　D. 钙

(12)下列矿物质中，属于必需微量元素的有 （　　）

A. 锌　　　　B. 磷　　　　C. 钙　　　　D. 铁

(13)食物中属于优质蛋白的有 （　　）

A. 谷蛋白　　　　　　　　　　B. 大豆蛋白

C. 鸡肉蛋白　　　　　　　　　D. 鱼肉蛋白

(14) 下列说法正确的是 （ ）

A. 铁主要存在于动物性食物中

B. 铁在人体内的吸收不受膳食因素的影响

C. 铁主要存在于植物性食物中

D. 缺铁不是贫血的原因

(15) 含碘量丰富的食品有 （ ）

A. 海带   B. 深绿色蔬菜

C. 干贝   D. 紫菜

(16) 维生素 D 的较好食物来源有 （ ）

A. 牛奶   B. 蛋黄   C. 肝脏   D. 海鱼

(17) 预防婴儿维生素 D 缺乏性佝偻病的措施有 （ ）

A. 补充鱼肝油   B. 补充维生素 D 制剂

C. 补充大豆异黄酮类   D. 晒太阳

(18) 下列营养素中，可供给人体热量的是 （ ）

A. 水   B. 脂肪   C. 矿物质   D. 蛋白质

(19) 青少年儿童经常不吃早餐产生的影响包括 （ ）

A. 易引起肝炎、胆囊炎   B. 导致肥胖

C. 引起胃炎、胆结石   D. 学习成绩差

(20) 易发生缺铁性贫血的人群是 （ ）

A. 婴幼儿   B. 孕妇   C. 育龄妇女   D. 老年人

(21) 人体必需脂肪酸为 （ ）

A. γ-亚麻酸   B. 亚麻酸   C. 亚油酸   D. DHA

(22) 人体的主要能量来源是 （ ）

A. 碳水化合物   B. 酒精   C. 脂肪   D. 蛋白质

(23)肥胖对人体产生的危害有　　　　　　　　　　　　（　　）

　　A. 失眠　　　　B. 心血管疾病　　C. 高血压　　　　D. 糖尿病

(24)以下哪种行为对胃的保健没有损害　　　　　　　　（　　）

　　A. 定时定量进食,不暴饮暴食

　　B. 吸烟和酗酒

　　C. 不吃腌制、熏制、油煎的食物

　　D. 多吃水果、牛奶等

(25)下列哪些操作能较好地保存蔬菜中的维生素　　　　（　　）

　　A. 洗菜:要先洗后切

　　B. 浸泡:切好的菜要浸泡半天以除去农药残留物

　　C. 切菜:要随切随炒,切忌切好后久置

　　D. 烹饪蔬菜时适当地加点醋,可以减少维生素 C 的消失

(26)为使面食中的营养少受损失,正确的做法有　　　　（　　）

　　A. 吃面条时连汤一起喝

　　B. 做油炸食品时,油温不宜过高

　　C. 烙饼时,缩短所用时间

　　D. 做馒头时,在发酵面团中加碱

(27)下列哪些是日常运动带来的好处　　　　　　　　　（　　）

　　A. 保持健康的体重

　　B. 降低患慢性疾病的风险

　　C. 有助于调节心理平衡、缓解压力

　　D. 降低运动伤害发生概率,保持关节良好功能

(28)下列关于平衡膳食的表达正确的是　　　　　　　　（　　）

　　A. 日常应以植物油为主

197

B. 奶类应是首选的补钙食物

C. 蛋类一般每天不超过一个为好

D. 日常应以动物性食物为主、植物性食物为辅

(29)减少烹调中营养素损失的措施有哪些　　　　　　　（　　）

　A. 上浆挂糊　　B. 加醋　　　　C. 急炒　　　　D. 勾芡

(30)健康的四大基石是什么　　　　　　　　　　　　　（　　）

　A. 合理营养　　　　　　　B. 适量运动

　C. 戒烟限酒　　　　　　　D. 心理平衡

3. 判断题

(1)掉头发因素有熬夜、压力、烟酒、香鸡排、麻辣锅、油腻食物、调味过重的料理。　　　　　　　　　　　　　　　　　　　　　　　　（　　）

(2)只要多运动,就可达到减肥目的。　　　　　　　　　（　　）

(3)牛奶加面包是早餐最佳组合。　　　　　　　　　　　（　　）

(4)有虫眼的蔬菜说明没施农药,因此属于放心菜。　　　（　　）

(5)食品添加剂可以改变食品的色、香、味,但应限量使用。（　　）

(6)能提高身体排污能力的食品是粗粮、豆类、海藻。　　（　　）

(7)水果营养价值比蔬菜高,可以考虑多吃水果代替蔬菜。（　　）

(8)食用油不能反复使用。　　　　　　　　　　　　　　（　　）

(9)胡萝卜、西红柿熟吃比生吃更有营养。　　　　　　　（　　）

(10)淘米时淘的次数不宜过多。　　　　　　　　　　　　（　　）

(11)酸奶可以作为学生饮用奶。　　　　　　　　　　　　（　　）

(12)健康仅仅是指身体没有疾病　　　　　　　　　　　　（　　）

(13)牛奶的营养素比母乳的营养素更易于婴儿吸收。　　　（　　）

(14)肥胖的人更容易患糖尿病。 （　　）

(15)人体缺水会使血液黏稠度增加,血液过度黏稠,容易导致血栓形成,诱发脑血管和心血管疾病。 （　　）

(16)补充维生素,种类越多越好。 （　　）

(17)最好的饮用水是矿泉水。 （　　）

(18)吃过肥腻的东西后宜喝点绿茶。 （　　）

(19)饭前吃水果是错误的观念,应是饭后吃水果。 （　　）

(20)适当吃点零食可以调剂口味,促进食欲,补充营养。 （　　）

答案

1.单选题

(1)D	(2)B	(3)C	(4)D	(5)B	(6)A	(7)C	(8)A
(9)D	(10)C	(11)C	(12)D	(13)C	(14)B	(15)C	(16)A
(17)A	(18)B	(19)B	(20)B	(21)A	(22)B	(23)C	(24)A
(25)B	(26)C	(27)A	(28)B	(29)C	(30)A	(31)B	(32)C
(33)A	(34)B	(35)C	(36)B	(37)C	(38)C	(39)A	(40)C
(41)C	(42)D	(43)B	(44)C	(45)D	(46)B	(47)B	(48)C
(49)B	(50)C						

2.多选题

(1) ABD	(2) ACD	(3) ABCD	(4) BC	(5) AC
(6) ABCD	(7) ABC	(8) ABCD	(9) ABD	(10) ACD
(11) ABCD	(12) AD	(13) BCD	(14) AB	(15) ACD
(16) BCD	(17) ABD	(18) BD	(19) ACD	(20) ABCD
(21) BC	(22) ACD	(23) BCD	(24) ACD	(25) ACD
(26) ABC	(27) ABCD	(28) ABC	(29) ABCD	(30) ABCD

3.判断题

(1) √	(2) ×	(3) ×	(4) ×	(5) √	(6) √	(7) ×
(8) √	(9) ×	(10) √	(11) ×	(12) ×	(13) ×	(14) √
(15) √	(16) ×	(17) ×	(18) √	(19) ×	(20) √	

(丁悦敏,陆灵超,王雅艳,张爱珍)

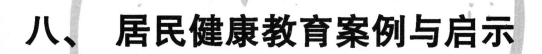

八、 居民健康教育案例与启示

（一）不吃早餐的风险

近期，门诊过来一个 25 岁的年轻人，得了胆结石，一问他的饮食习惯，得知他自从上大学后就养成了不吃早饭的陋习。在了解到胆结石和不吃早餐的关系后，他后悔莫及。

一日之计在于晨，一天三餐营养重在早餐。然而许多人的早餐简单而被忽视。早餐一般存在以下误区。

1. 早餐过于单一

一碗白粥加上昨晚的剩菜，一碗泡饭配几根榨菜或一块腐乳，一个面包加一杯牛奶，一碗面条加上葱花，更有甚者路上匆匆吃一个馒头就上班去了。这大大影响了一天的营养摄取量和工作效率。一个人从前一天晚上吃晚餐后到第二天早晨约 7 时，已处于长达 12～14 小时的空腹。合理配置的早餐可以调节和稳定人体的血糖，保证大脑的有效工作，提供上午工作所需的能量，维持消化系统的正常功能等。

2. 早餐过于丰盛

有些人矫枉过正，认为早餐要丰富，会吃些高蛋白、高脂肪、高能量的食物，汉堡包、香肠、炸鸡翅、煎炸食品等成为常见搭配，但这类高蛋白、高脂肪的食物只会加重胃肠负担。早晨，人体的消化器官处于复苏状态，消化液分泌不足，给予难消化的食物，不仅消化缓慢，而且长此以往对消化器官会造成不良影响。

3.选择早餐奶而不用纯牛奶

首先早餐奶和纯牛奶的配料有很大区别,纯牛奶配料唯一,只有牛奶,而早餐奶成分复杂,如含有牛奶、水、白砂糖、麦精、燕麦、核桃、蛋粉、花生、铁加强剂、锌加强剂、稳定剂、乳化剂、食用香精等。其次,它们的蛋白质含量有差别,纯牛奶一般在 $2.9\% \sim 3.3\%$,早餐奶在 2.3% 以上。早餐奶在加了糖和其他物质后,蛋白质含量有所下降,但其他物质中有一定的蛋白质,所以总量差别不是特别大。要注意的是,纯牛奶中酪蛋白和牛乳清蛋白均为优质蛋白,而早餐奶中的成分就不太纯粹了。早餐奶是为来不及吃早餐而又需要相对营养均衡的食物来满足上午需要的人设计的,但其添加剂多,糖分高,不适合长期饮用。纯牛奶尽管营养十分丰富,吸收利用率高,但碳水化合物含量低,维生素与矿物质含量不足,也不能作为早餐的单一食物来源。

那么完美的早餐究竟该如何选择呢?

如果时间允许,早餐建议包括主食和副食,前者可配粥、泡饭,粥可由多种谷物和多色豆类共煮,如小米、燕麦、黑米、荞麦、薏仁、黄豆、赤豆、绿豆、黑豆等。泡饭可放瘦肉、青菜、虾皮、豆芽、香菇,美味可口。也可选菜肉包子、馒头、发糕、粽子、面条、粉干等。副食配上鸡蛋、牛奶、豆奶、豆浆。此外,再选上新鲜蔬菜,如水煮青菜、水煮花菜,放少许盐,淋上麻油,清淡爽口;或选择凉拌黄瓜、蔬菜沙拉、糖腌番茄,再配点清新水果,可选一根香蕉或是一个苹果。这样一顿早餐,既营养又美味。

在此提醒那些经常不吃早餐的人,不规律吃早餐的人患胆道疾病(如胆囊炎、胆石症)的概率要比有规律安排早餐的人高。随意吃早餐、营养不平衡或能量摄入不足的人群,久而久之,可能会导致某些营养素缺乏、能量不足或体重偏低,甚至长期处于半饥饿状况,影响人体的免疫力。

简便的营养早餐搭配,做到五个"一":一个肉包或馒头、一个水煮蛋、一杯牛奶、一份水果或蔬菜、一小把坚果;一碗汤面:2两面配上料,选一个番茄炒一个鸡蛋或少许肉丝炒青菜,另加香菇、香干、香菜。除此之外,早餐的粗细粮搭配也值得提倡,地瓜粥、玉米粥、水煮土豆、蒸地瓜也可以成为早餐的主食之一,做到色香味养俱全。

(二)吃动平衡——运动金字塔

随着中国居民生活水平的逐年提高,餐桌上的食物日趋丰富,超重与肥胖症人群也随之增加,面对互联网的发展,电子产品的广泛应用,多食少动或多食不动的人群不在少数。体重的增加一旦超出理想体重,就会对身体造成伤害,出现多种并发症,最终给健康减分,给生命打折。

遵循中国居民膳食指南十条和中国居民膳食宝塔,可以促进一个人的营养平衡。可能有人会问:"我平时已经很注意饮食营养了,完全参照膳食宝塔吃,为什么仍经常感觉身体疲劳无力、精神状态差呢?"你可能犯了只吃不动的错误。需要强调的是应重视每日的科学运动,做到既保证人体对营养素的需求,又增强体能、体力与体质,促进健康生活。

美国运动医学会推荐的"运动金字塔",帮助人们更科学地运动。中国居民可参考这个运动金字塔,此金字塔共分为四层,详见图8-1。

第一层:由日常活动组合,如在家做家务、走路、爬楼梯、买菜、上班等,每天步行6000~10000步,可随身携带计步器或用手机下载计步软件,有利于监督步数的完成。

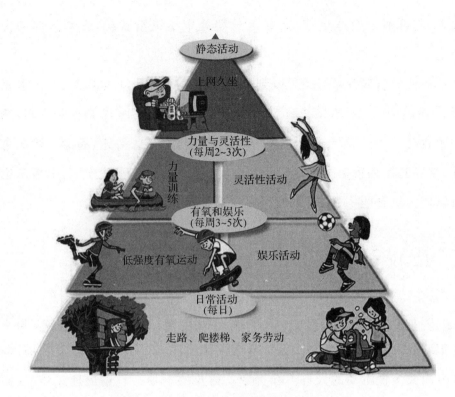

图 8-1 美国运动医学会推荐的"运动金字塔"

第二层：低强度的有氧运动和娱乐运动。每周宜 3～5 次，具体指快走、骑自行车、跑步、游泳等个人活动；娱乐运动有篮球、网球、登山等多人活动。运动强度可根据个人的年龄、性别与体能来选择。强调是在安全的前提下进行自由而快乐的活动。有氧运动可提高心肺功能，促进心血管健康。

第三层：力量训练与灵活性运动各占 50％。每周安排 2～3 次，如划船、俯卧撑、引体向上、仰卧起坐等力量训练；灵活性运动可个人自由选择，如甩手、静态拉伸运动、瑜伽和跳舞等。通过运动前者可以增强肌力，增强骨密度，提高预防意外受伤能力；后者可增强灵活性，提高协调能力。

第四层：运动金字塔的顶层是静态活动，具体指看电视、久坐、上网等。静态活动占运动的比例应最小,控制在每天 2 小时以内。坐 1 小时就要站起来活动一下。适度的静态活动是必需的,对人体健康也有利,但不能过多。

每个人每天吃进各种食物,能维持生命,促进健康,可不能只吃不动、多静少动甚至只坐不动。为了健康生活,享受生活品质,应做到营养与运动平衡。

(三)儿童与青少年的"吃"与健康

父母给孩子买吃的乐于掏钱,认为孩子多吃一点营养,长高一点,会拥有健康。许多家长尚未知道,中国儿童平衡膳食算盘已于 2016 年发布。掌握科学用膳的原则十分重要。您的孩子一日三餐吃对了吗?

我们在营养咨询门诊碰到两个孩子,他们的膳食状况实在令人不解。一位 17 岁的男孩消瘦,体重指数为 16.2 千克/米^2,陪同的父亲说男孩的早餐是白米粥加盐,中餐学校食堂吃饭,晚餐有什么吃什么简单打发。另一位 6 岁的小女孩由奶奶带来,也是十分瘦弱的体型。医生问奶奶:"孩子这么瘦,早餐吃什么?"奶奶很快回答:"方便面。"医生追问:"还吃什么食物?"奶奶更干脆地回答:"方便面,天天方便面。"医生反问道:"为什么天天吃方便面?"奶奶说:"孩子妈妈开超市的,方便。"两位青少年儿童面临的饮食问题堪忧。

儿童、青少年处于生长发育的重要时期,每天需要全面的营养素——碳水化合物、蛋白质、脂肪、维生素、矿物质和水缺一不可!2016年,中国儿童平衡膳食算盘推出,简单直观,趣味性强,以算盘珠子的个数让儿童认识,可以提高儿童对科学用膳的认知度,保证儿童营养摄入平衡合理,预防营养过度与营养不良,详见图 8-2。

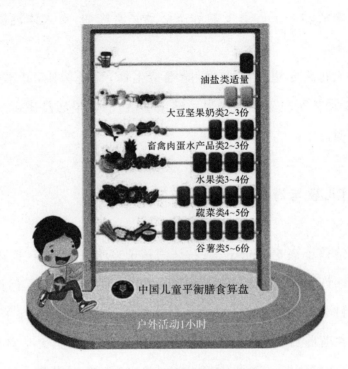

油盐类适量

大豆坚果奶类2~3份

畜禽肉蛋水产品类2~3份

水果类3~4份

蔬菜类4~5份

谷薯类5~6份

中国儿童平衡膳食算盘

户外活动1小时

图 8-2　中国儿童平衡膳食算盘

　　第一排是橘黄色的算盘珠子 6 颗,意指每天配 5～6 份。谷薯类等为主食,不仅吃饱而且要吃好。杂粮,包括谷薯类和杂豆类,应占到主食量的1/3～1/2。谷类指全谷类,粗加工的粮食,如大米、小米、麦粉、玉米等,薯类指地瓜、马铃薯、山药、芋头等,杂豆类指除大豆以外的黑豆、红豆等。对应的,精细加工的谷类,包括精白米面、饼干、蛋糕、曲奇、面包等。父母在选择时要有正确的意识和营养的素养。

　　第二排是绿色算盘珠子 5 颗,意指每天配 4～5 份。父母要充分认识给孩子每天配上各种不同颜色的蔬菜的重要性,如橘红色的西红柿、绿色的青菜、紫色的茄子、白色的萝卜、黑色的木耳等。不同颜色含有不同的营养素。在此提醒大家每天应配上一些深色的蔬菜,如菠菜、茄子、胡萝卜等,这些深色蔬菜含维生素较多,对孩子的免疫功能、视力、血管,预防贫血都有一定的好处。

第三排是蓝色的算盘子 4 颗,意指每天配 3～4 份。水果的季节性、色彩多样性、含水量差异及含糖量的不同等特性,父母要有所认知。最简单的方法是给孩子每天选 2～3 种不同颜色的当季水果,不要每天重复同一种水果,因为不同颜色、不同季节的水果,其营养成分、营养素的含量及膳食纤维、矿物质都有区别。强调给孩子吃水果不宜打成汁或切成小方块送入孩子嘴中,否则不仅某些营养素丢失,而且对孩子的牙齿发育不利。

第四排是粉色算盘子 3 颗,意指 2～3 份畜禽肉蛋水产类。这类食物对儿童来说要适当限量,不宜多食。这些动物食品,特别是红肉类,如猪肉、牛肉、羊肉含有一定量的饱和脂肪,吃起来香、入味,但往往容易超量。白肉类如鸡鸭鱼虾类,可适量选用,但要注意烹调方法,儿童最好选煮、小炒、炖、蒸等方法,避免油炸、烤、熏、腌等。

第五排是淡黄色的算盘子 2 颗,指大豆、坚果、奶类 2～3 份。儿童每天吃点大豆及其制品,如豆腐、豆腐干之类,可补充蛋白质和钙;少许坚果类,如花生、核桃仁、杏仁、开心果;喝一杯牛奶,酸奶或奶粉冲调都可以选择。在此提醒儿童吃坚果类一定要注意安全,放入嘴中咬碎慢吞,不要在吃的同时讲话、大笑,更不能往嘴里丢或边跑边吃。这些行为很可能致异物进入食道造成伤害。

第六排是红色的算盘子 1 颗,意在油盐类适量。提醒家庭中掌勺的父母亲或爷爷奶奶,在烹调时注意不要用太多的油和盐。在选择油时可多种油调换着用,少用或不用猪油。盐少用,食物宜清淡,包括少用酱油、味精与调味品,因为其中都含有不等量的盐。建议少吃腌制品,如榨菜、腌萝卜、咸鱼、咸肉、香肠等,因为这些食物含有较多的盐。从小养成清淡的口感,可以预防长大成年后的高血压病等。

儿童是祖国的未来。儿童的健康安全是父母的希望。儿童要吃健康的食物,坚持平衡膳食、合理营养。

(四)肥胖是一种代谢性疾病

每年 5 月 11 日是"世界肥胖防治日",肥胖是世界卫生组织确定的十大慢性疾病之一。人们可千万别忽视它。

近些年,随着中国居民收入的增加,人们已从追求温饱转向追求口福享受,久坐少动已经成为超重与肥胖的重要因素。当前,中国肥胖人群中男性 4320 万人,女性 4640 万人,分别占全球的 16.3% 和 12.4%,已超过美国居世界首位。体重指数(BMI)是全球评估人体体重的标准之一,计算方式为:BMI=体重(千克)除以身高(米)的平方。如一个人的体重是 82 千克,身高 1.76 米,他的体重指数是 $82 \div 1.76^2$ 千克/米^2,计算结果是 26.5 千克/米^2。当一个人的体重指数≥23.9 千克/米^2 时,应该引起重视;体重指数≥28 就可以诊断肥胖症,要接受治疗。

当一个人患有肥胖症,逐步会出现脂肪肝、脂代谢异常,还可能出现高血压、糖尿病、心血管疾病、脑卒中与睡眠呼吸暂停等疾病。预防肥胖症可以减少慢性病的发生,延长寿命,提高生活品质和生命质量。

营养咨询门诊就诊一位女性,32 岁,生育 2 子,自觉近 3 年体重进行性增加。测体重为 81.2 千克,身高 159.0 厘米,体重指数是 32.1 千克/米^2,腰围 101.0 厘米,臀围 104.0 厘米。我们对她的膳食谱与饮食习惯做了全面调查,发现她爱吃红肉,包括猪肉、牛肉,每天早餐 3 个大肉包,中晚餐炒菜也都有肉丝,但她从不吃鱼,不喝牛奶,偶尔吃水果。针对这个患者,我们给她做了十分仔细的分析与咨询。

肥胖症预防首先要建立良好的生活方式,在平衡膳食、保持合理营养的基础上,要坚持每天适量运动。保持每天吃与动的平衡,避免多吃少动,避免高热量、高脂肪、高碳水化合物的膳食。要调整好饮食行为,努力控制饭量,少吃或不吃油脂含量高的食物,如猪肉、动物内脏、猪油和油炸的食物,如炸鸡腿、炸薯条及甜食、甜饼、甜饮料、糖果等。

肥胖症或超重在自我调整生活方式,调整饮食结构与数量的基础上,坚持适量运动,可以逐步做到减轻体重。建议肥胖症与超重人群去医院看营养门诊,医生会对你的体重、身高、腰围、臀围、皮褶厚度、体成分等进行测量与评估,同时得到营养医师或营养师的科学减重指导,不要偏听社会上流传的减肥小贴士类的缺乏科学性、盲目减重的信息。

肥胖症或超重饮食营养干预或治疗是最基础的方法,根据不同人群、不同体重、不同目标可以在营养科医生指导下进行选择。推荐方法:① 坚持每天一餐素食,每周一天素食。素食分全素食、蛋素食、奶素食、蛋奶素食,每个人须酌情选用。②每周 5 天基本类同原来的食谱,其中不选红肉,周末 2 天少吃主食,把原来主食量减少一半。③每周 5 天基本类同原来的食谱,其中不选红肉,周末 2 天不吃主食。以上的体重管理方法在营养科医生指导下,因人而异选择最适合自己的方法。坚持 3～4 周观察随访。在营养干预与治疗 2 周后,体重下降不明显,可加用营养棒干预。

在体重调整全过程中,要坚持每天走路 10000 步或选择打球、游泳、跑步、骑车等运动方式。保持良好的睡眠习惯与心理状态。相信只要肥胖症或超重患者个人有决心、有毅力,在营养医师和营养师指导下,会塑造一个健康的体重、优美的身材,减少慢性病,享受生活品质,提高生命质量。

(五)关注中年人体重增加

一到夏天,谁都不愿意露出令人不快的赘肉,前来营养咨询门诊减重的患者就明显增多。体重超标将带来多种疾病,不仅影响美观,还会给健康打折。门诊遇到一位男性患者,56 岁,半年内体重进行性增加 6 千克。自述饮食结构与运动情况无明显改变。经详细体格检查后,他的 BMI 已达 29.3 千克/米²,腰围达 92.1 厘米,体成分检测显示体脂和肌肉量均超标。进一步询问得知,他平日运动量较大,每天晨起慢跑半小时,打太极拳 1 小时,晚饭后步行约半小时,还酷爱打羽毛球。他的每日饮食特点存在主食摄入过多,每天早晨三两面条,每日约 7 两主食、2 两红肉,喜欢腌熏制品,从不喝牛奶。目前糖耐量已出现异常,且有脂肪肝。首先考虑他是由肥胖引起的代谢综合征。

成年人肥胖的原因有多方面:

(1)遗传因素。双亲均肥胖,子女肥胖的概率为 70%～80%,双亲之一(特别是母亲)肥胖,后代肥胖的概率是 40%。正如有些人说自己喝水都会胖,这有可能与肥胖基因有关。不要埋怨父母,要知道通过饮食和运动干预可以进行改善。

(2)不良生活方式。主要存在摄食过多、不良的进食行为和运动不足。爱吃精加工、高能量、高脂肪、高碳水化合物的食物;不吃早餐、三餐搭配不合理、经常在外就餐、进食速度快、经常暴饮暴食、爱吃夜宵等;常久坐不爱运动,长期运动的人在停止经常性锻炼后能量摄入未减少等。

（3）环境及社会因素。食品加工业的快速发展，精细加工食物越来越丰富。精加工便捷食物，多数为高脂肪、高能量食物，且含有一定量的反式脂肪酸。

（4）精神因素。由于情绪紧张焦虑直接影响体内的相关激素分泌，部分人进食增加，更有甚者靠暴饮暴食来缓解精神压力。

该患者体重进行性增加的原因可能是随着年龄的增加，身体代谢机能下降，虽然饮食与之前类似，但摄入量大于消耗量；与工作压力过大，激素分泌紊乱也有关。体重的持续增加会导致体内的胰岛素不敏感，从而导致糖脂代谢的异常。为此，我们给他制订了减重计划，推荐个性化的营养处方指导，鼓励科学饮食与适量运动，促进健康。首先主食减半，可用部分粗粮代替，比如玉米、红薯、燕麦等，每日 130～200 克；不吃红肉，如猪肉、牛肉及动物内脏，每日摄入禽肉或鱼虾等水产 100 克；含脂肪较高的坚果类暂时不吃；果酸含量高的水果，比如苹果、蓝莓、草莓等，可少吃或不吃；该患者的中等强度运动平均每日在 1 小时，暂时不作调整。

该患者按照此计划，两周后复诊，体重下降 1.5 千克，腰围缩小 1 厘米，取得初步成效，下一阶段的调整计划将循序渐进完成。

（六）膳食纤维与女性体重控制

女性由于生理周期较多，如怀孕、哺乳、更年期，在体重管理上有一定难度。另外，很多女人在夏天爱穿漂亮的衣裙，平时努力减重保持美丽的身材。实际上，健康女性想控制体重，只要坚持每天摄入一定量的膳食纤维就十分有效。

膳食纤维为什么能控制体重呢？这与膳食纤维的特性有关。①膳食纤维结构中含有较多的亲水基团,吸水膨胀性能较强,能增加胃内食物体积产生饱腹感;②膳食纤维的黏性和吸附性较强,可以阻碍消化酶与肠道内容物的混合,减慢食物在胃中的消化排空速度,延缓饥饿而减少食物的摄入;③膳食纤维在大肠内发酵代谢,提供的能量低于一般的碳水化合物;④膳食纤维可减少某些营养素的吸收,改变肠道激素分泌等。

　　女性朋友首先要充分认识到控制体重不是单纯地追求美丽,更重要的是追求健康。有一部分人采取饥饿或半饥饿措施,只吃水果和蔬菜,不吃饭,这些摄食行为不可取。当一个女人超重或肥胖时,容易患高血压、脂肪肝、糖尿病与心脑血管疾病。要预防这些疾病,最基本的方法是控制体重,要想保持理想体重,最基础的方法是坚持平衡膳食、合理营养,要充分认识到多选膳食纤维丰富的全谷物、豆类、蔬菜与水果类,坚持适度的运动,便可以塑造理想的体重。常见食物的膳食纤维含量可参考表8-1。

表 8-1　常见食物的膳食纤维含量(可食部每 100 克含量)

食物名称	膳食纤维（克）	食物名称	膳食纤维（克）	食物名称	膳食纤维（克）
香菇(干)	31.6	黑豆(黑大豆)	10.2	玉米(黄)	6.4
银耳(白木耳)	30.4	大麦	9.9	绿豆	6.4
紫菜	21.6	核桃	9.5	豌豆	6.0
黄豆(大豆)	15.5	豇豆	7.1	燕麦片	5.3
青豆	12.6	扁豆	6.5	毛豆	4.0

　　推荐成年人每天膳食纤维摄入量为 25～30 克。实际上,蔬菜水果含有 10%～20% 的膳食纤维,每天坚持吃 2～3 种水果,再加上每天吃 3 种

不同颜色的蔬菜,基本上可满足人体的需求。同时,必须提醒过量的膳食纤维摄入对其他营养素吸收有一定的影响。应该每天选择适量的膳食纤维。

(七)外国人"吃"在中国

中国饮食文化源远流长,从有史书记载起至今,食材运用越来越成熟,烹调技艺越来越高超,不管是摆得了大排场的满汉全席,还是不同风味、各具特色的地方小吃,或是食材简单却饱含情意的家常菜。孔夫子曰:"饮食男女,人之大欲存焉。"食物不单单为生存的必需品,也是生活品质的体现。

从小生活在"美食王国"的我们,是何等的幸福。当今,在国内不仅能品尝各色的地方美食,更能享受多样的"异域风情",如精致淡雅的日本料理、香料浓烈的印度菜、独具艺术性的法国菜等。义乌是一座国际移民城市,有2万来自世界各地的常驻外商,其中数量最为庞大的当属中东人。我们曾接诊过埃及人、沙特人,近日营养科又接诊了一位来自摩洛哥的少女小A。

小A一袭黑纱巾包头异域风,模样清秀,体型瘦弱,看起来不是很有精神,坐定后了解她的营养状况。小A刚高考结束,高中三年寄宿,周末回家。半年来脱发、记忆力减退明显,平常注意力很难集中,月经周期紊乱,脾气较以前易躁,因课业负担重、坐姿不正确经常会肩颈疼痛,夜间睡眠质量差,一般凌晨2点睡觉,6:30起床,没有午睡的习惯。饮食习惯忌猪肉、猪血、内脏,一般食用鸡肉、牛肉、羊肉、鱼,蔬菜吃得少,经常吃土豆、玉米。学校伙食较差,不合胃口,常吃方便面。暑期在家自己做

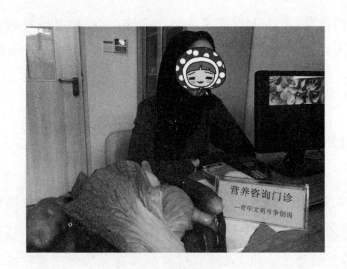

图 8-3　营养咨询门诊

饭,早餐三明治 1 份、鸡蛋 1 个或稀饭 100 克,中晚餐主食为面包,配些鸡肉、鱼肉、炸薯条,水果偏爱芒果、西瓜,家里烧菜一般使用橄榄油,喜欢吃薯片。大便一天一次,偶有便秘,每天饮白开水 400 毫升,没有饮用鲜牛奶、饮料的习惯,一般食用奶酪,平时不爱运动。测量她的身高 160 厘米,体重 45.3 千克,体重指数为 17.7(体重指数低于 18.5 千克/米^2 为低体重)。

小 A 的父母在义乌经商,她 12 岁便跟随家人来到中国,饮食习惯上除了不吃猪肉、猪血和内脏,不饮酒以外,并无其他禁忌。她是摩洛哥人,以面食为主,喜爱各种面条、饼、面包、糕点,偏爱甜食,食用天然食材和香料,偏爱烤、煎、炸等烹调方法制作的菜肴。喜喝酸牛奶、咖啡、橘子汁等,尤为爱喝茶,最爱喝中国绿茶。脱发、记忆力减退可能与锌缺乏及碳水化合物摄入不足有关,而月经周期紊乱可能与不饱和脂肪酸摄入不足、精神压力大造成的自主神经紊乱有关。之后进行的微量元素检测结果也证实了锌缺乏的推断。

我们仔细地询问病史、饮食习惯及评估营养状况等,做科学的饮食干预和生活方式的调整。首先建议保证一天主食量在每餐100克,可选她常吃的米饭、土豆、玉米、全麦面包等,甜食尽量不吃;因她大部分时间一个人进食,在副食的选择上,我们要求她各种颜色的蔬菜一餐选2种以上,拌沙拉或者炒着吃都可以;水果一天选2种,小零食选1小把种籽仁,比如花生、芝麻、核桃、杏仁等,一周至少5次水产品,包括牡蛎、干贝、鱼、虾;每天有50~100克的瘦牛肉、羊肉或鸡肉,1~2个新鲜鸡蛋,经常吃点豆制品;每天至少吃一小块奶酪或者喝一杯酸奶。坚持每天半小时以上的运动,慢跑、快走、跳操、仰卧起坐、俯卧撑、平板支撑、跳绳等。此外,短期内选用营养补充剂 DHA、复合维生素和锌制剂。

一周后小 A 来院复诊体重46.0千克,自我感觉良好,精神面貌改善。目前,她每餐自己合理搭配食材,学习科学用膳,好好吃饭。虽然记忆力尚无明显改善,但营养改善是慢慢滋养细胞、循序渐进的过程,相信坚持改变不良生活习惯,坚持均衡膳食,一定能收获健康。

(八)一个鸡蛋的自白

我是一枚普通的鸡蛋,看似坚硬的外表下,隐藏着一颗柔软却富有韧性、内涵丰富的心。一直以来,我都是受人追捧的营养之星,尤其是运动员、健身爱好者、爱美人士和学生的最爱。可时不时听到有人因胆固醇超标而对我敬而远之。这一回,我要为自己辩解。

一个50克体重的我,能量约有76千卡,我的营养价值很高,富含人体必需的氨基酸,属优质蛋白,且吸收率高,水煮蛋的消化率高达99.7%。蛋黄中含丰富的软磷脂、固醇类,以及钙、磷、铁、维生素 A、维生素 D 和 B 族维生素。丰富的胆碱参与大脑神经递质的合成,有助于提高记忆力。其中蛋白质、硒、维生素 B_{12} 有利于提高免疫力,叶黄素对眼睛健康很有好处。

令人谈虎色变的胆固醇,实际上 50 克的我约有 240 毫克的胆固醇,以前人们认为,有心血管疾病的患者和老年人每日胆固醇摄入量建议控制在 300 毫克以内;实际上,不同年龄、不同病情、同一病情不同阶段,胆固醇的需要量都不尽相同。2015 年版《美国膳食指南的科学报告》解除了每日胆固醇摄入量 300 毫克的限制,提倡可适量摄入鸡蛋。实际上,食物中胆固醇的摄入对身体里的胆固醇没有太大影响。人体自身代谢会制造胆固醇,尽管你严格限制食物中胆固醇的摄入,却不控制能量和饱和脂肪,你的胆固醇指标仍然会超标,这是因为人体内自己合成胆固醇约占 70%,从口摄入的胆固醇仅占 30%。以前大规模追踪研究发现,每天摄入一个鸡蛋与患心脏病之间并无明显关系。

我是人类生命周期中的必选食物,尽管各种烹调方式都能做出美味的蛋,但从营养的角度考虑,最好的烹调方法是水煮和蒸制,这样能最大限度地保留营养成分,且避免烹调后有害物质的产生、摄入而损害健康。蛋生吃或半生不熟都不推荐,这不仅存在致病菌风险,也影响蛋白质的消化。至于怎么煮才既好吃又营养,可以在锅中放水同时放入蛋,水开后继续煮 3 分钟后关火焖 5 分钟即可。实在不会,可以靠煮蛋器帮忙。注意:煮鸡蛋的时间控制在 10 分钟以内,时间久了蛋氨酸分解出硫化物,与蛋黄中的铁反应形成硫化铁和硫化亚铁,不易被人体消化吸收。尽量少选用煎蛋、荷包蛋、咸鸭蛋、松花蛋。

(九)中秋饮茶配月饼

每年中秋节,一家人聚在一起赏月、喝茶、吃月饼,悠哉美哉。可一口气吃一堆月饼后直接送医院的例子也不少见。现在给大家剖析剖析一只小小的月饼的"营养"。

一只普通大小的月饼,大概有 400～500 千卡的能量,相当于 100～150 克米饭,也就是普通成年男性一顿饭的主食量。是不是很吓人,古诗有"小饼如嚼月,中有酥和饴",酥和饴意味着高脂肪和高糖。所以说月饼高糖高脂的口味可是有传统的。传统的广式、苏式月饼,皮的主要成分是小麦粉、糖、油脂等,制作过程中还需要加猪油、黄油、起酥油等。某些不法厂家使用的劣质起酥油中反式脂肪酸超标,对心脑血管不利。馅料分甜、咸口味,一般糖和油脂是少不了的,再加上莲蓉、蛋黄、豆沙、火腿、五仁等高热量食材。

时下流行的雪月饼,也就是冰激凌月饼,华夫外壳配上冰激凌内陷,是许多喜爱甜食的女孩子的最爱。仔细观察食品包装上的营养成分表,"能量、蛋白质、脂肪、碳水化合物、钠",大概会让你花容失色,原来价格和能量是成正比的! 一只 100 克雪月饼的能量少则 200 千卡,多则 400 千卡,一口下肚要多跑一个小时才能消耗掉。而且秋季天气多变易发肠胃炎,显然不适合吃大块的冰激凌了。

还有冰皮月饼,晶莹剔透的外皮,裹着颜色鲜艳的内芯,超高的颜值让人胃口大开,一下子吃两三个不在话下。然而,可爱的它是由糯米粉、澄粉、糖、牛奶、黄油、豆沙、莲蓉、蛋黄等组成,仍旧躲不开高糖高脂的标签,相对来说比之前讲的几款能量低一些,可也不能贪嘴哦。冰皮月饼不用进烤箱,制作方法较简单,流行自制。提醒大家,尽量选择少糖少油的配方,带给家人一份温暖和健康的爱。

再来谈谈大火的香港月饼,它的成分不外乎糖油蛋,大家尝尝鲜没问题,一定要从正规渠道购买,以免买到危害健康的假货。

"无糖月饼",比如"木糖醇月饼""无蔗糖月饼",这里所说的无糖只是用甜味剂代替白砂糖、蔗糖等,其中的油脂和淀粉绝不会少,糖尿病患者千万注意。

当然,毕竟一年只有一次中秋,吃月饼的日子也屈指可数,健康人不必过于担心,每天可以吃1块普通大小的月饼,少吃两口饭即可。对于本身就需要控制能量、脂肪和碳水化合物摄入的高血压、心脏病、高脂血症、糖尿病、高尿酸血症等人群来说,一次可吃半个或只吃1/4个,同时注意减少主食的量和烹调中的食用油。在吃月饼的时候最好搭配别的食物一起使用,比如茶、水果、蔬菜等。赏月吃月饼,其乐融融,但要注意健康。

(十)便秘的应对

最近门诊碰到一位50多岁的患者,主诉是半年多来便秘很严重,且有一次18天未解过大便,解大便的时候很费力。多次到消化内科就诊,服用促进胃肠动力的药物和润肠通便的药物后有好转,一停药又不行了,自觉一直很焦虑,准备吃中药调理。便秘是常见的临床表现。

先了解她的饮食生活习惯:平常早餐一碗素面,无菜肉,中午2两大米饭,2片小肉片,晚餐与中午同样同量应付。时而也会吃些豆腐。大半年没吃过叶菜类蔬菜,极少吃鱼等海鲜类食物,频度大概为1~2次/年;

烧菜用油很少,从不放味精;极少吃水果、蛋类;从来不喝牛奶,也不吃奶制品与甜食;每天喝水约800～1000毫升。不爱运动,吃完饭就坐着或躺着。感觉自己胃肠不好,体热,易口舌生疮,就忌讳很多东西。门诊体检体重指数是27.8千克/米^2,超重。

便秘是一种临床常见的复杂症状,它的主要表现是便意少、排便次数减少、排便费力、粪便量减少、粪便干结等,可伴有腹痛或腹部不适,可造成失眠、烦躁、多梦、抑郁、焦虑等精神心理障碍。一般女性多于男性,老年多于青壮年。

引起便秘的原因有很多,从病因上一般可分为器质性和功能性两类。器质性便秘主要是指由患者的自身疾病引起,如肠道内的肿瘤、肠道炎症、痔疮、糖尿病、尿毒症、脊髓损伤等。功能性便秘病因尚不明确,与多种因素相关,由不健康的生活方式引起的便秘最常见,主要有以下几点:

(1)不良的饮食习惯,如摄入食物量过少,食物过于精细,食物中纤维含量少,水分摄入不足,摄入过多的辣椒、咖啡等刺激性食物等。

(2)不良的排便习惯,如忽略正常便意,排便不规律,排便习惯差(包括排便时看书、看报纸、玩手机等)。

(3)生活起居不规律,生活节奏过快,如经常熬夜、加班、出差旅行等。

(4)不良的精神心理因素,如工作紧张、长期焦虑、抑郁、精神受到强烈刺激等。

(5)滥用药物,如长期使用泻药,形成药物依赖。

(6)缺乏运动,尤其是老年体弱者、肥胖症患者及久坐办公室者活动过少。

面对这位患者,让医生感到百姓对营养知识非常缺乏。《中国居民膳食指南》(2016)推荐的 6 条 48 个字是:①食物多样,谷类为主;②吃动平衡,健康体重;③多吃蔬菜、奶类、大豆;④适量吃鱼、禽、蛋、瘦肉;⑤少盐少油,控糖限酒;⑥杜绝浪费,兴新食尚。

根据《中国居民膳食指南》(2016),结合《中国居民膳食营养宝塔》(2016)推荐量,建议这位患者增加食用一些富含纤维的食物,每天摄入主食量控制在 250 克左右,包括谷类、薯类及杂豆类,可以做杂粮粥、杂粮饭等,减少精制米面的食用。餐餐有蔬菜,保证每天进食蔬菜类食物300~500 克,深色蔬菜应占一半,尤其要增加叶菜类的食用,每天 3~5种。保持心情愉悦,坚持日常身体活动,每周至少进行 5 天中等强度身体活动(如快走、慢跑、广场舞等),累计 150 分钟以上;主动身体活动最好每天 6000 步;减少久坐,每小时起来动一动;体重指数最好保持在18.5~23.9 千克/米²。每天进食水果类 250 克左右,每天 2~3 种,以当季水果为佳。每天食用奶类或奶制品 300 克,大豆类及坚果 30 克左右。每周吃鱼 250~500 克,畜禽肉类 250~500 克,减少红肉的进食次数,可适当食用一些白肉,不吃肥肉、烟熏和腌制食品,不喝肉汤菜汤。平均每天 1 个鸡蛋。清淡饮食,少吃油炸食品及烧烤类食品,每天食盐不超过 6 克,烹调用油 25~30 克,糖量最好在 25 克以下,少吃甜食。足量饮水,每天饮水 1500 毫升以上,白开水和茶水为佳。

另外,养成良好的排便习惯及积极治疗原发病也很重要,必要时在医生指导下用药,不要私自滥用泻药。

(张爱珍,傅晔柳,徐琼莹)

参 考 文 献

［1］张爱珍,吴育红.临床营养护理［M］.杭州:浙江大学出版社,2013.

［2］张爱珍.家庭烹饪营养［M］.北京:人民卫生出版社,2006.

［3］张爱珍.医学营养学［M］.3版.北京:人民卫生出版社,2009.

［4］张爱珍.临床营养学［M］.3版.北京:人民卫生出版社,2012.

［5］张爱珍.营养失衡性疾病的护理与康复［M］.北京:人民卫生出版社,2011.

［6］杨月欣.中国食物成分表:2004［M］.2版.北京:北京大学医学出版社,2004.

［7］中国营养学会.中国居民膳食指南2016［M］.北京:人民卫生出版社,2016.

［8］金征宇,彭池方.食品安全［M］.杭州:浙江大学出版社,2008.

［9］中国营养学会.中国居民膳食营养素参考摄入量［M］.北京:中国轻工业出版社,2010.

［10］中国营养学会.中国老年人膳食指南［M］.济南:山东美术出版社,2010.

［11］李铎.食品营养学［M］.北京:化学工业出版社,2011.

［12］张东杰.重金属危害与食品安全［M］.北京:人民卫生出版社,2011.

［13］凌文华.食品安全知识读本［M］.广州:广东教育出版社,2011.

［14］Bernstein M, Luggen A S.老年营养学［M］.孙建琴,黄承钰,莫宝庆,等译.上海:复旦大学出版社,2012.

223

图书在版编目(CIP)数据

营养与健康 / 张爱珍主编. —杭州：浙江大学出
版社，2018.10
ISBN 978-7-308-17812-9

Ⅰ.①营… Ⅱ.①张… Ⅲ.①营养卫生－关系－
健康－高等学校－教材 Ⅳ.①R151.4

中国版本图书馆 CIP 数据核字（2018）第 006525 号

营养与健康

张爱珍　主编

策划编辑	阮海潮(ruanhc@zju.edu.cn)
责任编辑	阮海潮
责任校对	马一萍
封面设计	续设计
出版发行	浙江大学出版社
	（杭州市天目山路 148 号　邮政编码 310007）
	（网址：http://www.zjupress.com）
排　　版	杭州中大图文设计有限公司
印　　刷	浙江省良渚印刷厂
开　　本	710mm×1000mm　1/16
印　　张	15
字　　数	182 千
版 印 次	2018 年 10 月第 1 版　2018 年 10 月第 1 次印刷
书　　号	ISBN 978-7-308-17812-9
定　　价	39.80 元

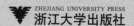

互联网+教育+出版

立方书

教育信息化趋势下，课堂教学的创新催生教材的创新，互联网+教育的融合创新，教材呈现全新的表现形式——教材即课堂。

 轻松备课　 分享资源　 发送通知　 作业评测　 互动讨论

"一本书"带走"一个课堂"　教学改革从"扫一扫"开始

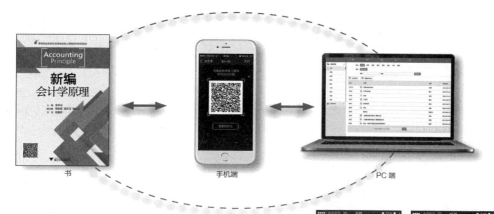

书　　　　　　　　　　　　手机端　　　　　　　　　　PC端

打造中国大学课堂新模式

【创新的教学体验】

开课教师可免费申请"立方书"开课，利用本书配套的资源及自己上传的资源进行教学。

【方便的班级管理】

教师可以轻松创建、管理自己的课堂，后台控制简便，可视化操作，一体化管理。

【完善的教学功能】

课程模块、资源内容随心排列，备课、开课，管理学生、发送通知、分享资源、布置和批改作业、组织讨论答疑、开展教学互动。

扫一扫 下载APP

教师开课流程

⇒ 在APP内扫描**封面二维码**，申请资源

⇒ 开通教师权限，登录网站

⇒ 创建课堂，生成课堂二维码

⇒ 学生扫码加入课堂，轻松上课

网站地址：www.lifangshu.com
技术支持：lifangshu2015@126.com；电话：0571-88273329